Wildkräuter-
Smoothies

Pure Kraft aus der Natur

Mit Beschreibung und Bildern der
13 wichtigsten heimischen Wildkräuter

von Evelyne Laye

W0234285

Jadebaum

Inhalt

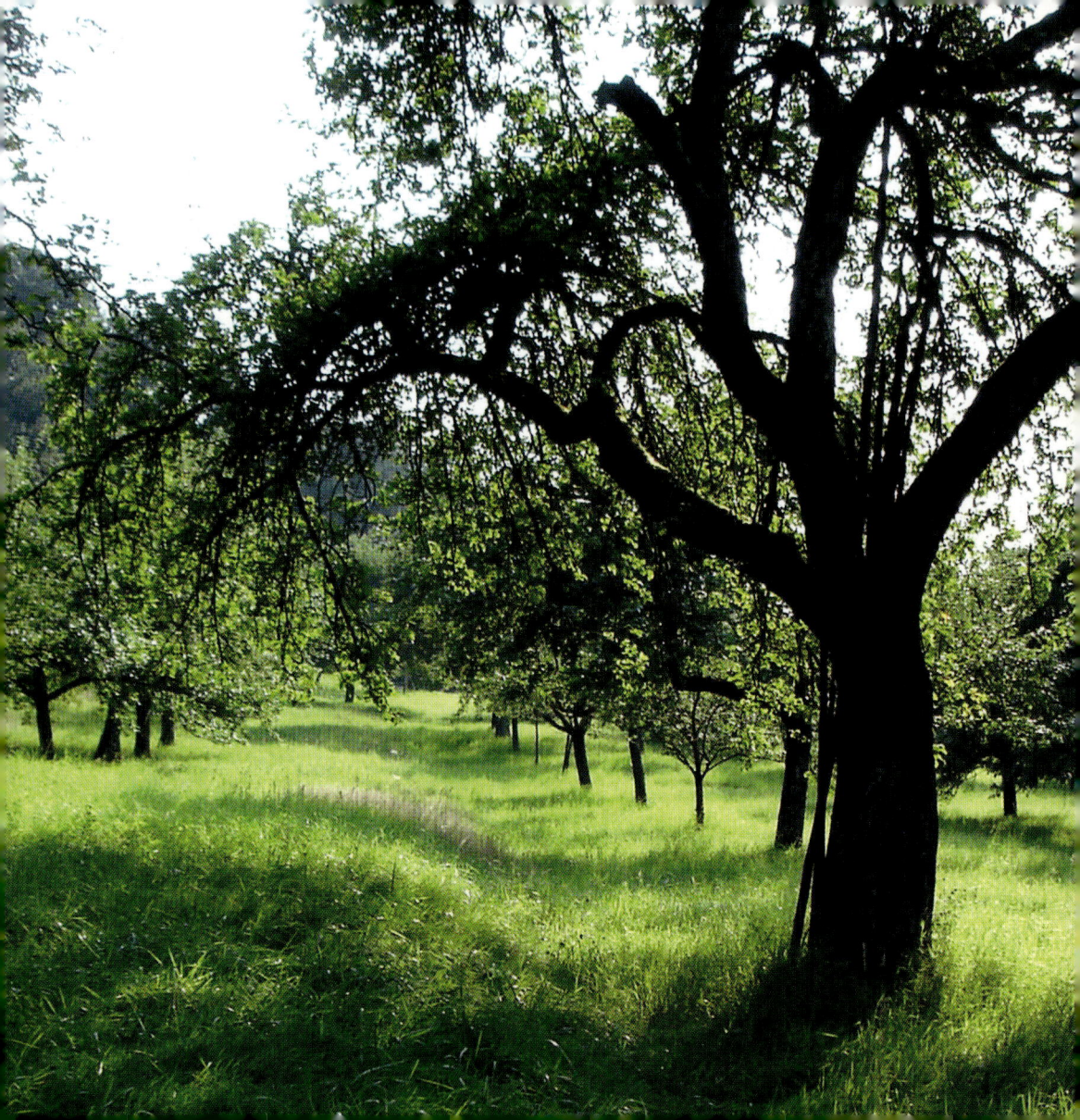

Vorwort

Mit diesem Buch möchte ich Sie in die Welt unserer häufigsten heimischen Wildkräuter einführen und zeigen, wie Sie aus ihnen – zusammen mit etwas Obst – schmackhafte und gesunde Getränke für sich und ihre Familie zaubern. Die in diesem Buch vorgestellten Kräuter besitzen vielfältige heilende Eigenschaften und sprießen in einer solchen Fülle um uns herum, dass es viel zu schade wäre, sich dies nicht mehr zunutze zu machen. Wir müssen keine fernöstlichen Wundermittel importieren, um Heilkräftiges aus der Natur zu uns 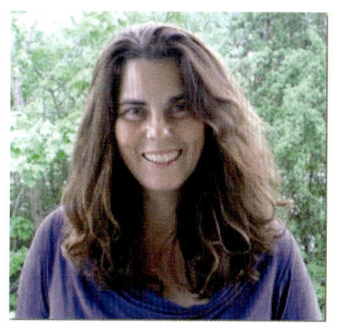 zu nehmen. Wir finden unmittelbar um uns herum alles, was wir brauchen. Leider tun wir gerade die häufigsten Wildkräuter oft als lästiges Unkraut ab, dabei sind gerade sie es, die uns mit ihren wertvollen Inhaltsstoffen Harmonie und Heilung bringen können. Diese Wildkräuter in den Mixer zu werfen und als Smoothie zu trinken ist eine einfache und köstliche Möglichkeit, sie zu uns zu nehmen. Einfach, da Sie keine ausgefeilten Rezepte brauchen und Sie die hier vorgestellten Wildkräuter auf fast jeder Wiese finden. Und köstlich, weil Sie mit einer Fülle an Obst, Kräutern und Zusätzen wie z.B. Ingwer experimentieren können und so Ihren Gaumen immer wieder neu erfreuen. Dabei ist es mir vor allem auch ein Anliegen, Ihnen die verschiedenen Wildkräuter so vorzustellen, dass Sie sie sicher bestimmen und pflücken können.
Ich wünsche Ihnen viel Freude bei Ihren ersten Mix-Ergebnissen mit dem Grün von unseren Wiesen!

Evelyne Laye   Tübingen im März 2013

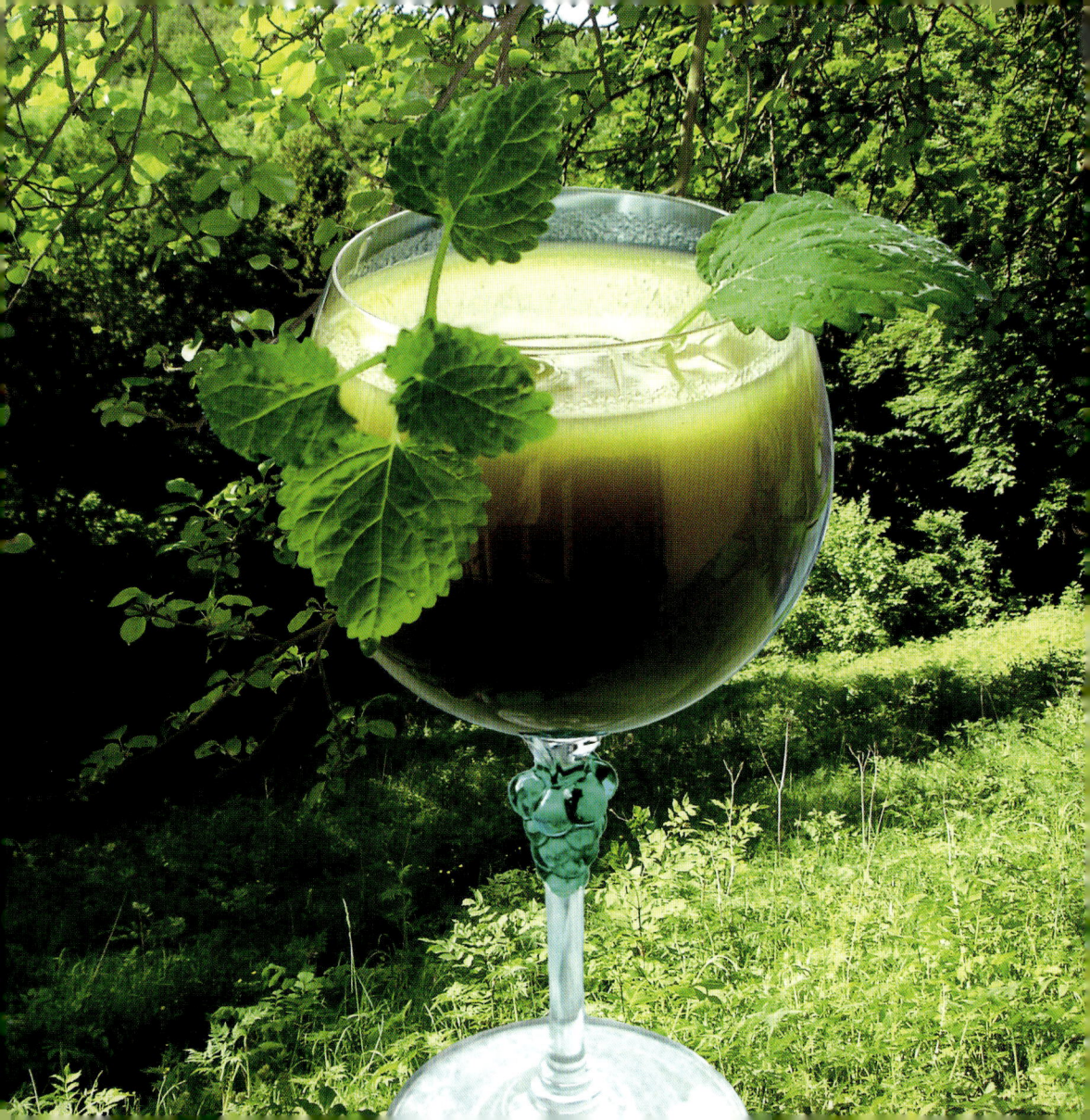

Der Wildkräuter-Smoothie –

ein wahrer Zaubertrank

Was ist ein Wildkräuter-Smoothie?

Um einen Früchte-Smoothie („smooth" bedeutet ‚samtig', ‚weich') herzustellen, werden Früchte im Ganzen mit etwas Wasser im Mixer püriert, was ein Getränk von etwas sämiger Konsistenz ergibt – im Gegensatz zu Säften, wo der Fruchtsaft aus der Frucht herausgepresst wird und der sogenannte Fruchttrester zurück bleibt. So ist der Smoothie eine ganzheitliche wohlschmeckende Art, Früchte zu sich zu nehmen, da nichts von der Frucht verloren geht und alle wertvollen Bestandteile voll genutzt werden können.

Grüne Smoothies

Doch das ist noch nicht alles, was der Smoothie zu bieten hat! Im Jahre 2004 experimentierte die Russin Victoria Boutenko mit verschiedenen Nahrungsmitteln und suchte nach einem Weg, sich gesünder und schmackhafter zu ernähren. Sie wusste, dass es für die Gesundheit förderlich ist, grüne Blätter mit viel Chlorophyll zu essen und suchte nach neuen Möglichkeiten, sie so zu sich zu nehmen, dass die oft bitteren und mühsam zu kauenden Blätter gut schmecken würden. So kam sie auf die Idee, verschiedenste grüne Blätter zum Obst in den Mixer zu geben und das Ergebnis als Smoothie zu trinken.

Sie sagte, es sei wie ein Wunder für sie gewesen. Sie und ihre Familie waren begeistert und erlebten vielfältige positive Auswirkungen auf ihre Gesundheit! Nachdem sie viele Menschen damit bekannt gemacht und Erfahrungen ge-

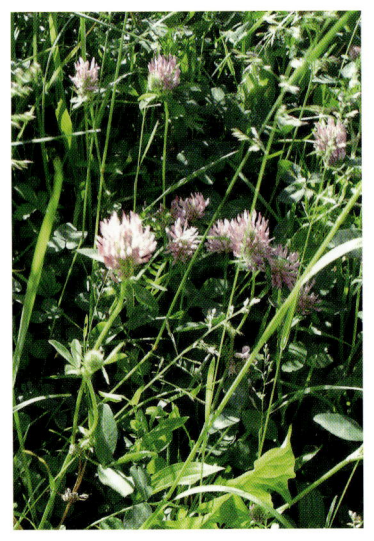

sammelt hatte, brachte sie ihr Buch „Grüne Smoothies" heraus, das in der Folge eine regelrechte Grüne-Smoothie-Welle auslöste, die um die ganze Welt ging. Wie weit diese Kreise ziehen, habe ich mit Freude gesehen, als ich letztes Jahr in Bolivien und dieses Jahr in Indien in mehreren Cafés grüne Smoothies auf der Speisekarte fand.

Das Beste vom Besten: Wildkräuter

Noch wertvoller für uns wird der grüne Smoothie allerdings, wenn wir statt gezüchteter grüner Blätter Wildkräuter aus freier Natur hinzugeben. Die kostbaren Inhaltsstoffe der Kräuter vervielfachen die positive Wirkung des Smoothies und machen ihn zu einem wahren Power-Drink!

Wildkräuter besitzen viel mehr Vitamine, Mineralien und wertvolle sekundäre Pflanzenstoffe als unsere herkömmlichen Kulturpflanzen. Zusammen mit reifem Obst geben sie Ihren Zellen alles, was diese brauchen, um gesund und leistungsfähig zu sein.

Der einfachste Wildkräuter-Smoothie besteht aus etwas Obst, einer Handvoll Wildkräutern und etwa einem halben Liter Wasser (je nach gewünschter Konsistenz). Beim Mixen werden alle Zutaten sehr fein verteilt, und schon haben wir ein köstliches Getränk.

Kreativ und einfach

Sie können sich täglich leckere Getränke mit verschiedenen Früchten und Wildpflanzen zubereiten, so wie es Ihren persönlichen Geschmacksvorlieben entspricht. Zudem gibt es noch allerhand schmackhafte und bekömmliche Zusätze, die Sie hinzugeben können, wie natürliche Süßungsmittel, Nüsse oder Trockenfrüchte. So wird Ihnen die Zubereitung nie langweilig werden, und Sie werden immer neue Aromanuancen entdecken.

Trotz dieser Vielfalt ist es ausgesprochen einfach, sich einen Wildkräuter-Smoothie zuzubereiten. Die Zubereitung dauert nur wenige Minuten, und schon haben Sie ein Getränk, das einer vollwertigen Mahlzeit entspricht. Da sich der Smoothie auch sehr gut für zwei bis drei Tage im Kühlschrank aufbewahren lässt, können Sie auch immer eine gewisse Menge auf Vorrat mixen.

MIt dem Wildkräuter-Smoothie ist es uns ein Leichtes, große Mengen an gesunden grünen Blättern zu uns zu nehmen, indem wir sie zu einem köstlichen Getränk verarbeiten.

Die grünen Blätter enthalten eine große Menge an fein verteilten Antioxidantien, die verhindern, dass der Smoothie schlecht wird.

Frisch aus der Natur

Doch bevor wir den Smoothie mixen, müssen wir erst die Wildpflanzen ernten! Mir macht es – wie vielen Menschen auch – viel Freude, spazieren zu gehen und nebenher Kräuter zu bestimmen und zu sammeln. Es ist einfach ein befriedigendes Gefühl, wenn man sich unmittelbar um seine eigenen Bedürfnisse kümmert und einen Teil seines Essens selbst in freier Wildbahn pflückt und mit nach Hause nimmt. Zudem kann man sich sicher sein, dass alle Pflanzen frisch und voller Vitalstoffe sind. Sie sind weder genmanipuliert noch mit Insektiziden behandelt (außer Sie wären einem gespritztem Feld zu nahe gekommen). Wildpflanzen haben immer beste Bioqualität.

Ein weiterer erfreulicher Umstand ist, dass wir von der Natur reich mit ihren Schätzen beschenkt werden. Wildpflanzen kosten uns keinen Cent, nur unsere Aufmerksamkeit und Energie, um sie zu finden und zu ernten.

Die besondere Kraft der Wildkräuter

Früchte und grüne Blätter verschiedenster Art sind unsere natürliche, in langer Zeit gewachsene Ernährungsform, die unseren Körper mit allem versorgt, was er braucht. Unsere Vorfahren haben sich jahrtausendelang von Früchten und Wildkräutern ernährt, zusammen mit Wurzeln, Samen und Nüssen und etwas Fleisch (heute wissen wir, dass wir tierisches Eiweiß, auch Fleisch, nicht benötigen, um gesund und fit zu bleiben). Früchte und grüne Blätter sind auch die vorherrschende Diät unserer größten pflanzenfressenden Säugetiere wie Elefanten oder Gorillas, deren Kraft sprichwörtlich ist.

Mit der Vorherrschaft des Ackerbaus änderte sich unsere Ernährung, und die Wildkräuter gerieten für lange Zeit in Vergessenheit. Heute kultivieren wir die Pflanzen, die wir essen, anstatt sie zu sammeln, was auch Sinn macht, denn so können wir größere Erträge gewinnen.

Doch da die Kulturpflanzen sich nicht „in freier Wildbahn" an ihrem Standort gegen Wind, Wetter und Konkurrenz behaupten müssen, haben sie im Laufe der Zeit viel von ihrer Widerstandskraft und Vitalität eingebüßt. Zudem führen Monokultur und Fehldüngung im Ackerbau zu ausgelaugten Böden, wodurch die angebauten Pflanzen weniger Nährstoffe enthalten als früher. Es lohnt sich also für uns, uns wieder in gewissem Maße dem Sammeln in freier Natur zuzuwenden, denn so stellen wir sicher, dass wir die Nährstoffe bekommen, die unser Körper braucht.

Wildpflanzen sind kleine Kraftpakete

Wildpflanzen verfügen im Vergleich zu Kulturpflanzen über ein Vielfaches an Mineralien, Vitaminen und Spurenelementen sowie über wertvolle sekundäre Pflanzenstoffe wie Bitterstoffe, ätherische Öle und Enzyme (genauere Informationen dazu finden Sie am Ende des Buches unter „Inhaltsstoffe der Wildpflan-

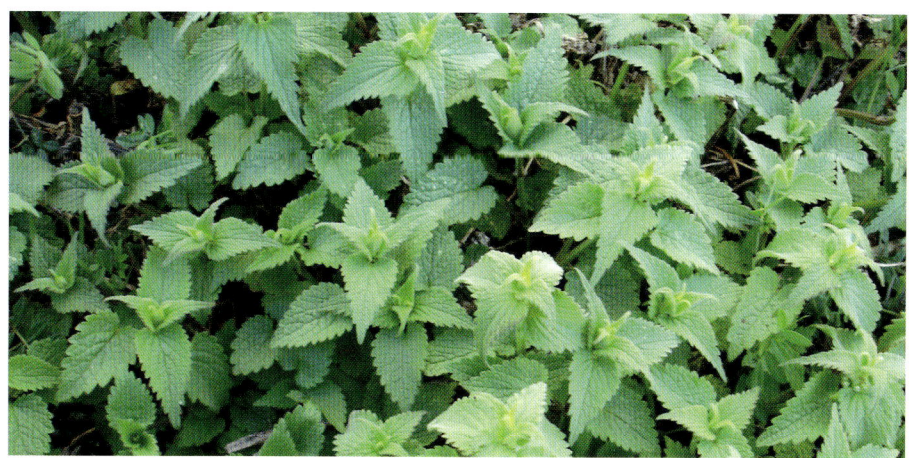

zen"). Die allermeisten dieser Stoffe sind lebenswichtig für uns, damit unser Körper reibungslos funktioniert. Verglichen mit z.B. dem Kopfsalat enthält die Brennessel die zwanzigfache Menge an Kalzium und Vitamin

Die Brennessel enthält große Mengen an antioxidativem Chlorophyll.

C und die siebenfache Menge an Eisen. Das Gänseblümchen hat – im Vergleich mit Spinat – doppelt so viel an verschiedenen Mineralien, Kalzium und Vitamin C.

Die ursprünglichen Wildpflanzen enthalten im Durchschnitt das Dreifache an Magnesium und das Zehnfache an Eisen wie unsere Kulturpflanzen.

Die grünen Blätter und Blüten der Wildpflanzen mit ihrer hohen Nährstoffdichte sind also richtige Kraft- und Energiepakete und gehören zu unseren wichtigsten Lebensmitteln. Wenn wir allerdings sehen, wie wichtig Grünes für uns ist und wie viel wir wirklich zu uns nehmen, gibt es eine deutliche Diskrepanz. Denn essen wir die grünen Blätter gerne? „Es geht so", wird wahrscheinlich die ehrliche Antwort der meisten Menschen lauten. Etwas grünen Salat und gekochten Spinat mag jeder hin und wieder, doch verglichen mit dem, was die Natur hervorbringt und was wir zur Verfügung haben, ist das recht spärlich. Oft schmecken die grünen Blätter zu bitter und zu ungewohnt, zu „grün", um sie wirklich in den Mengen, in denen sie uns mit genügend Nährstoffen versorgen würden, zu uns zu nehmen. Zudem kann der Körper nur dann das wertvolle Innere der Zelle wirklich nutzen, wenn wir sehr gut und lange kauen und dabei die Zellwände der Blätter aufbrechen.

Die Lösung: gemixtes Grün

Die Lösung dafür heißt püriertes Grün! Durch das feine Mixen werden die wertvollen Inhaltsstoffe der grünen Blätter aufgeschlossen und können vom Körper mit wenig Energieaufwand voll und ganz aufgenommen werden. Das entlastet die Verdauung und wird auch von Menschen, die ansonsten nach dem Genuss von Rohkost zu Blähungen und Bauchschmerzen neigen, gut vertragen. Auch nimmt das reife Obst den Wildkräutern den herben Geschmack und macht es uns leicht, unsere tägliche Ration Obst und grüne Blätter als Smoothie zu uns zu nehmen. Denn es ist ja auch wichtig, dass es nicht nur gesund ist, sondern auch gut schmeckt!

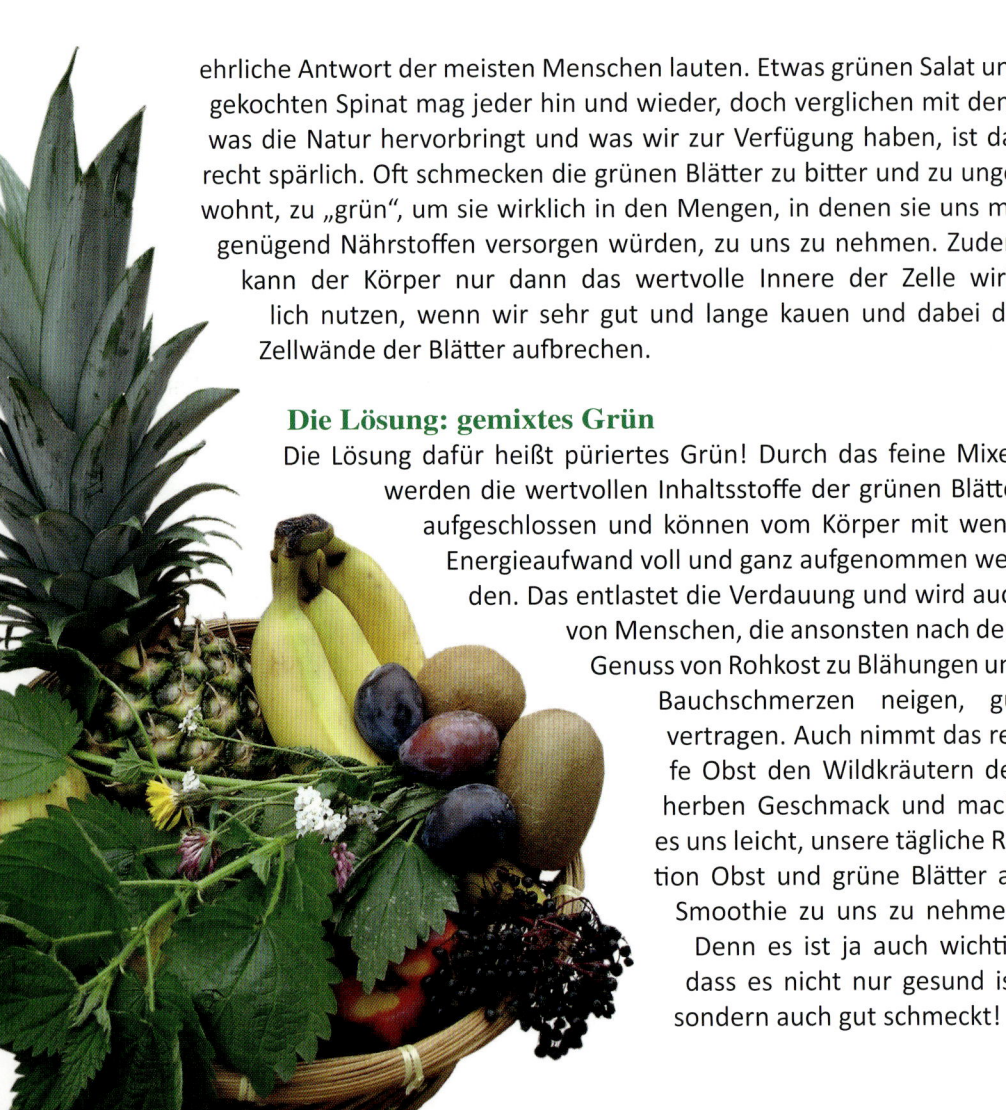

Wenn wir nicht Freude und Geschmack am Wildkräuter-Smoothie finden, werden wir den Mixer schnell wieder in den Schrank verbannen. Zum Glück wird es uns durch die Vielfalt an Wildkräutern und Früchten nicht so schnell langweilig. Wir können uns jeden Tag einen neuen leckeren Mix zubereiten.

> Oft schaffen wir es nicht, die von Ernährungswissenschaftlern empfohlene Menge an Obst und Gemüse zu uns zu nehmen. Mit dem flüssigen Grün von unserem Wildkräuter-Smoothie ist dies kein Problem mehr!

Leckere Früchte

Doch fast genauso wichtig wie grüne Blätter sind reife Früchte für unseren Smoothie! Wem lassen rote Himbeeren, süße Ananas und knackige Äpfel nicht das Wasser im Mund zusammenlaufen? Reife Früchte gehören zu unseren wertvollsten Lebensmitteln, die nicht nur hervorragend schmecken, sondern auch voller Vitamine, Enzyme und Mineralstoffe stecken, die uns gut tun. Am besten bevorzugt man sonnengereifte Früchte, die genug Zeit hatten, ihre kostbaren Inhaltsstoffe zu bilden. Reifes Obst und grüne, wildwachsende Blätter sind eine bis jetzt ungewohnte, doch wunderbar reiche und wertvolle Kombination, die unsere Ernährung richtiggehend revolutionieren kann.

Kinder lieben Smoothies

Der Smoothie ist die optimale Ergänzung für Menschen jeden Alters und natürlich auch für Kinder. Schon direkt nach dem Abstillen können kleine Kinder ihren täglichen kleinen Smoothie genießen. Größere Kinder werden es besonders lieben, mit in die Natur zu gehen, die Kräuter für ihren Smoothie selbst zu pflücken und danach beim Mixen mitzuhelfen. Auch Kinder, die ansonsten alles Gemüse und Obst verschmähen, trinken gerne ihren „Zaubertrank", sofern er süß genug schmeckt. Damit haben Sie es leicht, sicherzustellen, dass Ihre Kinder genügend Nährstoffe und Vitamine zu sich nehmen und können sich bei den sonstigen Mahlzeiten entspannen.

Trinken Sie täglich grüne Energie

Dank der vielfältigen Inhaltsstoffe ist der Wildkräuter-Smoothie eine gesundheitliche Vorbeugung erster Klasse. Der Körper wird geschützt, vitalisiert und mit allem genährt, was seine Zellen benötigen. Doch natürlich profitiert nicht nur der Körper. Der Smoothie hat eine harmonisierende Wirkung auf allen Ebenen und fördert auch das seelische und geistige Wohlbefinden. Sie fühlen sich rundum wohl in Ihrer Haut, können mit Stress besser umgehen und sind ausgeglichener und wacher in Ihrem Alltag.

Vitamine, Mineralstoffe und mehr

Die Vitamine im Smoothie sind für uns lebensnotwendige Stoffe. Alle Vitamine – außer Vitamin B12 – werden in großen Mengen von den Pflanzen selbst hergestellt. Am besten ist es, viele verschiedene Kräuter und Früchte zu verwenden, so dass Sie mit allen Vitaminen gut versorgt werden. Vitamine fördern Heilungs- und Regenerationsprozesse und sind an vielen Stoffwechselprozessen beteiligt. Sie stärken das Immunsystem und sind unverzichtbar beim Aufbau von Zellen, Blutkörperchen, Knochen und vielem mehr. Vitamin C zum Beispiel ist ein starkes Antioxidans, das Krebserkrankungen vorbeugt, die Gefahr von Herz-Kreislauf-Erkrankungen bedeutsam senkt und weitere vielfältige Wirkungen zeigt.

Die synthetische Produktion von Vitaminen kann die Kraft der Wildpflanzen nicht ersetzen. Unsere Körper sind darauf eingestellt, Pflanzen mit all ihren Nebenstoffen zu verwerten. Der gesundheitliche Nutzen künstlicher Vitamine wird in Studien immer wieder bestritten.

Mineralstoffe wie Eisen und Zink sind für den Körper ebenfalls unabdingbar und sind an vielen verschiedenen Stoffwechselprozessen beteiligt. Unerlässlich sind sie als Gerüstsubstanz für das Bindegewebe und Knochen und für körpereigene Enzyme und Hormone.

Des Weiteren enthalten Pflanzen verschiedene Nahrungsenzyme, die wir für einen reibungslosen Ablauf der chemischen Prozesse in unserem Körper benötigen. Beim Erhitzen der Nahrung werden diese zerstört, sie müssen also mit Rohkost aufgenommen werden.

Auch die sekundären Pflanzenstoffe der Wildpflanzen (so etwa die pflanzeneigenen Farbstoffe) sind wichtig

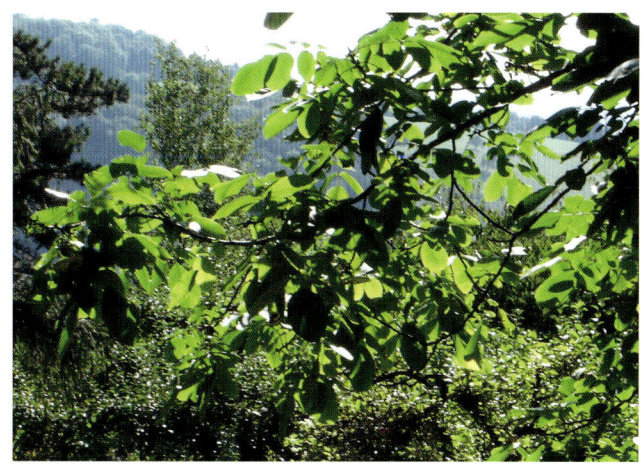

für uns. Sie lösen verschiedenste chemische Prozesse in unserem Körper aus. Zum Beispiel haben sie einen entzündungshemmenden Einfluss und wirken antioxidativ gegen freie Radikale. Mit jedem Wildkräuter-Smoothie nehmen Sie einen Cocktail an unterschiedlichen sekundären Stoffen zu sich, die in unseren Zellen ihre heilsame Wirkung entfalten.

Chlorophyll ist grünes Sonnenlicht

Je dunkelgrüner eine Pflanze ist, desto mehr grünen Pflanzenfarbstoff, Chorophyll genannt, enthält sie. Mit Hilfe des Chlorophylls können alle grünen Pflanzen aus Sonnenlicht Glukose herstellen, ein Vorgang, der ein wahres Wunder der Natur ist und Photosynthese genannt wird. Chlorophyll ist einer der wichtigsten Inhaltsstoffe des Wildkräuter-Smoothies. Es ist mit unserem Blutfarbstoff Hämoglobin eng verwandt und äußerst hilfreich beim Aufbau neuer Blutzellen, wodurch der Körper mit Sauerstoff angereichert wird. Chlorophyll ist sehr wirksam bei der Neutralisierung krebserregender Substanzen und bei der Regeneration von Strahlenschäden. Dunkelgrüne Blätter mit ihrer großen Menge an Chlorophyll wirken somit hervorragend krebsvorbeugend. Dabei sind viele der gesundheitsfördernden Wirkungen des Chlorophylls noch gar nicht erforscht. Mit dem Wildkräuter-Smoothie nehmen Sie immer genügend Chlorophyll zu sich, da die Wildkräuter weit mehr davon enthalten als unsere Kulturpflanzen. Besonders reich an Chlorophyll sind die Brennessel, die Taubnessel und der Löwenzahn.

Was der Smoothie für Sie tut

Diese geballte Fülle an Nährstoffen macht den Wildkräuter-Smoothie zu einer wahren Quelle an Vitalität und Wohlbefinden. Wenn Sie regelmäßig Smoothies trinken, werden Sie sehr wahrscheinlich feststellen, dass

- Sie leistungsfähiger sind und mehr Energie haben
- Sie besser schlafen können und morgens ausgeruhter sind
- Sie eine gute Durchblutung haben
- Sie eine schönere und straffere Haut haben
- hormonelle Schwankungen sich ausgleichen
- Sie nicht mehr so leicht krank werden
- sich chronische Beschwerden langsam verbessern
- Sie weniger Hunger verspüren und so leichter abnehmen können
- Ihre Verdauung sich reguliert
- Sie ein besseres Immunsystem haben
- Sie sexuell mehr Lust entwickeln
- Sie innerlich ruhiger und ausgeglichener werden
- es Ihnen leichter fällt, konzentriert zu arbeiten

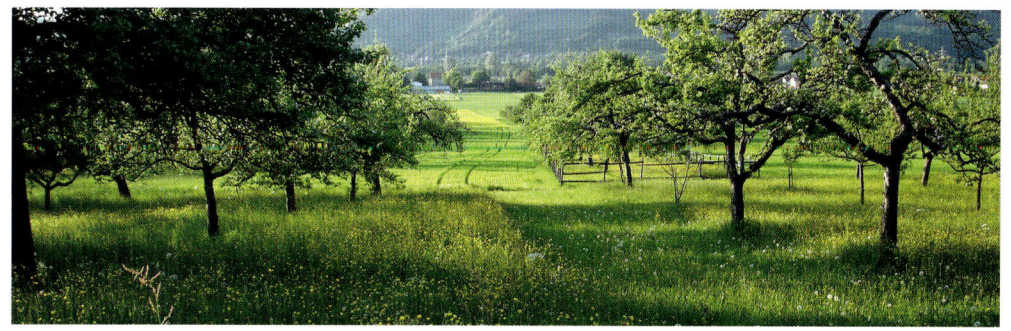

Natürlich ist es individuell sehr verschieden, wie Sie auf die Smoothies reagieren und wie lange es dauert, bis Sie erste Unterschiede in Ihrem Befinden bemerken. Es braucht ein wenig Zeit, bis sich der Stoffwechsel harmonisiert. Wenn Sie die Wildkräuter-Smoothies regelmäßig trinken, wird eine positive Veränderung nicht ausbleiben.

Lust auf Gesundes
Ich habe selbst festgestellt, dass ich, wenn ich einen Wildkräuter-Smoothie trinke, die nächsten Stunden keinerlei Gelüste mehr auf Süßes und denaturierte Nahrung habe. Die vielen Vitalstoffe im Smoothie lassen die Zellen richtig satt werden mit all den Nährstoffen, die sie brauchen. Nebenbei verschwindet die Gier nach dem, was nur Ballast für den Körper bedeutet, und wie von alleine bekommt man mehr Lust auf gesunde Nahrung, was ein weiterer positiver Nebeneffekt ist.
Wahrscheinlich können Sie es jetzt kaum erwarten, sich Ihren ersten Smoothie zu mixen, doch vielleicht wollen Sie zuvor in die wunderbare Welt der Wildkräuter eintauchen.

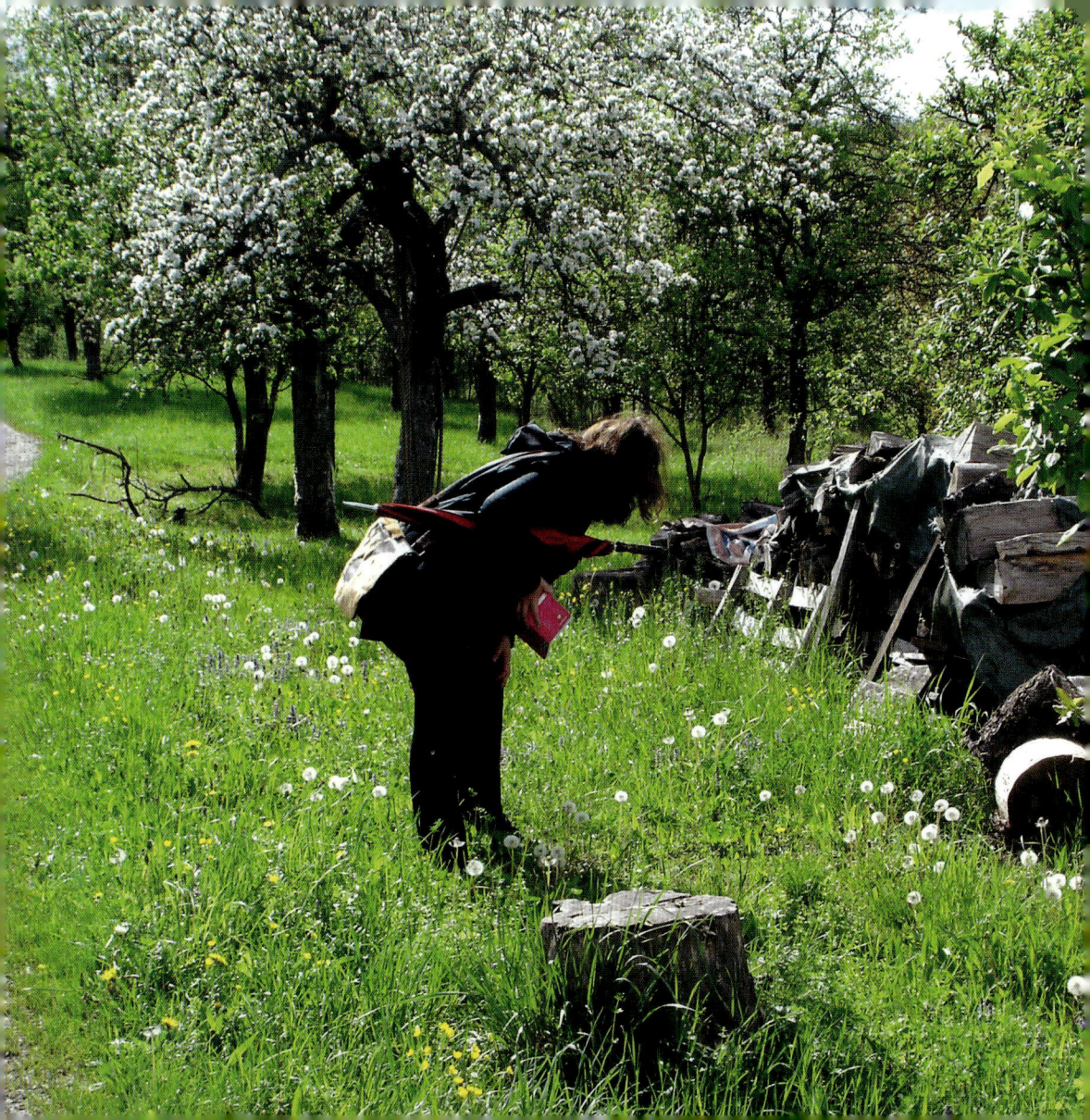

Heimische Wildkräuter

Was gibt es beim Ernten der Wildkräuter zu beachten?

Die Natur ist ein einziger großer Garten, in dem wir von ihren reichen Schätzen ernten können, wenn wir gelernt haben, uns mit offenen Augen umzuschauen. Aber man sieht etwas erst, wenn man es kennt, so ist es auch mit dem Bestimmen von Pflanzen. In diesem Abschnitt beschreibe ich 13 der häufigsten heimischen Wildkräuter, die alle umfassende heilsame Kräfte besitzen und so zahlreich vorkommen, dass Sie sie leicht finden werden. Alle sind einfach zu bestimmen – viele von ihnen werden Sie sowieso schon kennen, vielleicht ohne zu wissen, was alles an Wertvollem in ihnen steckt – und sie haben allesamt einen ganz besonderen, oft würzigen Geschmack.

Viele Wildpflanzen können Sie schon ab Ende Februar oder Anfang März ernten, wenn die Blättchen frisch austreiben. Das ganze Jahr über bis November finden Sie auf den Wiesen Grünes, was Sie in den Mixer tun können. Welche Teile Sie von der Pflanze ernten können, beschreibe ich bei dem Abschnitt der Pflanze selbst.

Pflücken Sie bitte nur Pflanzen, die Sie sicher erkennen. Fast alle unsere Pflanzen auf unseren Wiesen sind essbar, aber es gibt eben doch ein paar Ausnahmen, die uns gefährlich werden können. Geben Sie sich Zeit, die verschiedenen Kräuter im Laufe des Jahres kennen zu lernen und die verschiedenen Ausprägungen einer Pflanzenart zu erfahren.

Hier bitte nicht sammeln

Beachten Sie bitte Folgendes beim Wildpflanzen ernten: pflücken Sie sie auf keinen Fall an stark befahrenen Straßen, wo die Abgase die Pflanzen vergiften. Auch um gedüngte Wiesen sollten Sie einen Bogen machen, und auch Feldränder, wo Getreide wächst, bekommen oft Pflanzenschutzmittel ab und sind deshalb ungeeignet zum pflücken. Wiesen, auf denen sich viele Hunde tummeln, aus offensichtlichen Gründen ebenfalls.

Wenn Sie die Augen offen halten, so werden Sie mit der Zeit Ihre Lieblingswiesen finden, die verschiedene unbelastete Kräuter beherbergen, und Wege, an deren Rändern Brennessel, Giersch und Knoblauchsrauke wächst. Gute Ernte versprechen ungedüngte Streuobstwiesen, ruhige Waldwege und natürlich auch Natur- und Landschaftsgebiete, in denen die Pflanzen oft besonders kräftig wachsen. Graben Sie nicht die ganze Pflanze aus, sondern pflücken Sie von jeder Pflanze einige Blätter, so dass die Pflanze weiter gedeihen kann. Dabei sind die jungen zarten Blätter die besten Teile, die Sie vorsichtig abzupfen können. Das kann man gut mit der Hand machen, aber Sie können auch eine Schere benutzen. Für die Brennessel habe ich meist einen Handschuh dabei, so dass ich mir nicht die Finger verbrenne. Plastiktüten sind eher ungeeignet, um die Kräuter nach Hause zu tragen; in einer Stofftasche oder einem Korb liegen die Kräuter luftig und schwitzen nicht.

Die beste Tageszeit zum Pflücken ist der Morgen oder der späte Nachmittag. Am besten sollten die Kräuter nicht mehr nass sein vom Tau, außer man verarbeitet sie wirklich sofort. In der heißen Mittagssonne hingegen sind die Kräuter oft etwas schlapp.

> Manche Menschen haben Angst, sich durch die Kräuter mit dem Fuchsbandwurm anzustecken. Doch infiziert werden in Deutschland nur wenige Menschen, und diese sind fast durchweg Förster oder Waldarbeiter, die über ihre infizierten Hunde angesteckt wurden. Die Gefahr ist also äußerst gering. Um trotzdem sicher zu gehen, waschen Sie die Kräuter gründlich nach dem Sammeln.

Wildkräuter aus eigenem Garten

Wenn Sie einen Garten haben, können Sie auch einen kleinen Teil Ihrer Wiese nur zwei Mal im Jahr sensen, anstatt ihn regelmäßig zu mähen, und haben so immer frische grüne Blätter zur Verfügung. Wahrscheinlich werden Sie sowieso schon einige der hier im Buch vorgestellten Kräuter im Garten haben, die gemeinhin als lästiges Unkraut gelten, wie z.B. den Löwenzahn oder den unverwüstlichen Giersch. Ernten Sie regelmäßig und werfen Sie das „Unkraut" in den Mixer, anstatt es zu jäten, dann haben Sie immer genügend Nachschub. Sie können auch am Gartenrand Brennesseln aussäen; ein großer Brennesselstrauch versorgt Sie fast das ganze Jahr über mit frischem Grün.

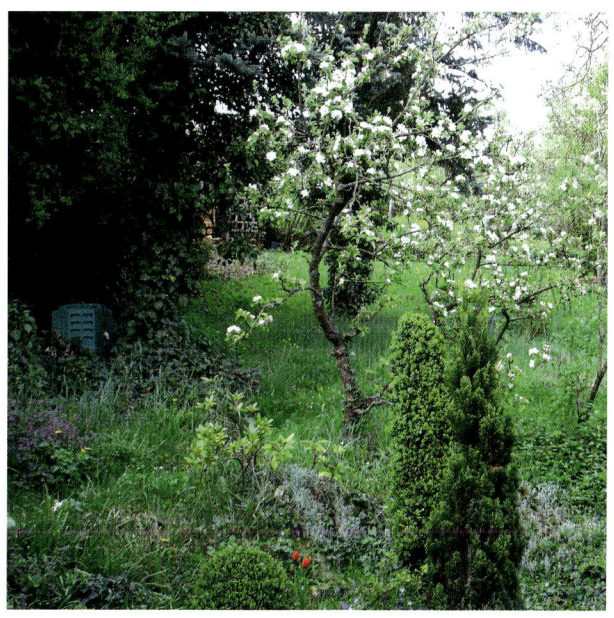

Kräuter aufbewahren

Wenn ich nicht alle Wildkräuter gleich verbrauche, stelle ich sie in ein Wasserglas, so bleiben sie noch ungefähr zwei Tage frisch. Eine andere Möglichkeit ist, sie in ein feuchtes Tuch einzuschlagen und in den Kühlschrank zu legen. Für bis zu fünf Tagen bleiben sie dort einigermaßen knackig, bevor sie in den Mixer wandern.

Manche Kräuter kann man auch gut einfrieren, wie den Bärlauch oder die Schafgarbe. Wenn man das sofort nach dem Pflücken macht – die Kräuter sollten ganz trocken sein – dann bleiben die meisten Vitamine und Inhaltsstoffe erhalten, obwohl ich finde, dass der Geschmack oft darunter leidet. Auch das Trocknen bewahrt die Inhaltsstoffe der Kräuter gut. Das ist eine wunderbare Möglichkeit, sich mit Kräutertees für die Winterzeit zu versorgen, ist aber eher weniger für Smoothies geeignet.

Mit den 13 Wildpflanzen, die ich hier beschreibe, kommen Sie gut durch das Jahr. Doch natürlich gibt es noch viel mehr Kräuter, die es wert sind, sie näher kennen zu lernen. Bei geführten Kräuterwanderungen, die es inzwischen in allen Gemeinden gibt, können Sie mit Gleichgesinnten durch die Natur spazieren und sich mit weiteren Heilpflanzen vertraut machen.

Sie können in der Winterzeit trotzdem gerne mit getrockneten oder eingefrorenen Kräutern in Ihrem Smoothie experimentieren; das ist immer noch besser, als überhaupt keinen Smoothie zu trinken. Am besten mundet der Smoothie allerdings mit frisch gepflückten Wildpflanzen. Die wildpflanzenfreie Zeit währt ja nicht allzu lange, und schon Ende Februar kann man wieder einzelne Blättchen finden, sogar unter der Schneedecke. Für die drei mageren Monate im Winter bevorzuge ich es, sonstiges Grün in meinen Smoothie zu tun. Es hat etwas Schönes, mit den Jahreszeiten zu gehen, und die Natur den Speiseplan bestimmen lassen. Um so mehr freut man sich wieder über die volle Pracht des Frühlings, der einem ein Füllhorn an frischem Grün beschert.

Brennessel

Die eher unansehnliche Brennessel wird seit alters her als große Heilpflanze verehrt. Schon Ovid und Horaz haben sie besungen und alle alten wie neueren Heilpflanzenkenner heben ihre ganz besonders starken Heilkräfte hervor.

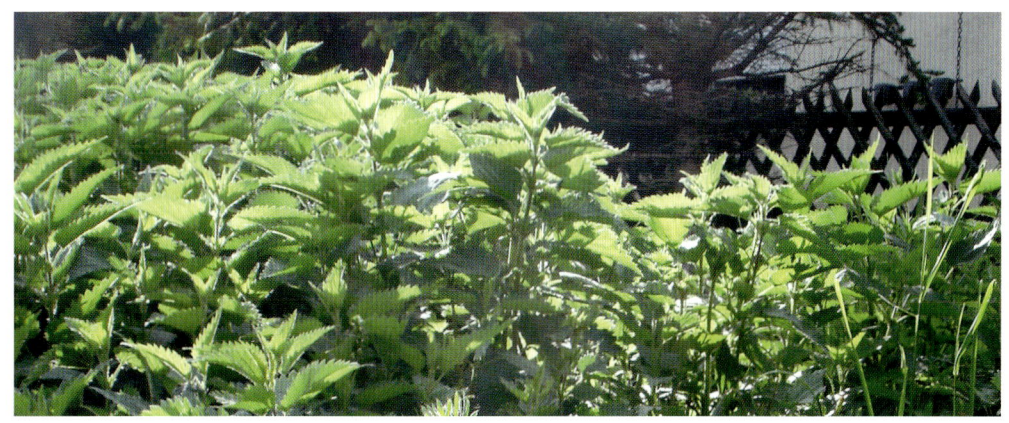

Zu finden ist sie überall in Mitteleuropa, besonders reichlich entlang Feld- und Waldwegen und bei Hecken und Zäunen. Die Brennessel ist widerstandsfähig und ausdauernd und siedelt sich auch gerne wieder dort an, wo der Mensch zerstörerische Spuren hinterlassen hat, wie auf Schuttplätzen oder Kahlschlägen oder um verlassene Höfe herum. Sie zieht gerne dem Menschen hinterher. Die Brennessel wächst zu einer bis zu zwei Meter hohen Staude heran und tritt oft in großen Mengen auf. Und wie ihr Name schon sagt, charakteristisch sind für sie die Brennhaare, die sich auf ihren länglichen, am Rand gesägten Blättern befinden (auch auf den jungen Blättern). Die Brennessel blüht von Juni bis Oktober. Aus den Blattachseln im oberen Drittel der Pflanze wachsen im Herbst grünliche Rispen, die Brennesselsamen.

Charakteristische Inhaltsstoffe

Die Brennessel – zusammen mit dem Löwenzahl und der Schafgarbe – ist ein richtiger „Allrounder" in der Pflanzenheilkunde und gehört zu den heilkräftigsten Kräutern, die wir in der Natur finden. Sie schmeckt etwas herb und ist außerordentlich reich an Mineralstoffen wie Phosphor, Kalium, Magnesium und besonders Kalzium und Eisen. Sie enthält große Mengen an Vitamin C und E (die eine starke antioxidative Wirkung besitzen), Vitamin A , Phytohormonen (pflanzlichen Hormonen) und Enzymen. Aus der Brennessel wird auch Chlorophyll gewonnen. Mit 9 % Eiweiß ist sie sogar als Grundnahrungsmittel geeignet und hat in Hungersnöten so manchen Menschen vor dem Hungertod bewahrt. Die gehaltvollen Samen sind wahre Kraftpakete an Mikronährstoffen und enthalten viel Linolsäure, Vitamin E und Karotinoide.

Heilwirkung

Wenn wir nur die Brennessel für unsere Smoothies zur Verfügung hätten, wären wir von der Natur schon sehr gut bedient, so viele Vitalstoffe enthält dieses Wunderkraut.

Die Brennessel wird seit jeher in der Volksheilkunde bei Müdigkeit und Erschöpfungszuständen eingesetzt sowie zur Entgiftung und Entschlackung. Sie wirkt blutbildend und blutreinigend, blutdrucksenkend, harntreibend und entzündungshemmend und stimuliert das Immunsystem sogar besser als Echinacea (Sonnenhut).

Sie hilft bei Verdauungsbeschwerden, bei entzündlichen Darmerkrankungen und bei Leber- und Galleproblemen. Sie senkt den Blutzuckerspiegel und hilft bei Prostataproblemen. Bei Arthrose und Arthritis wird die Brennessel wegen ihrer entzündungshemmenden und schmerzlindernden Eigenschaften sehr wirkungsvoll eingesetzt. Die Brennessel wird auch empfohlen bei Harnwegsinfekten und zur Vorbeugung von Blasen- und Nierensteinen. Sie verbessert bei Ekzemen und Akne das Hautbild und hilft bei Allergien, die sich über die Haut zeigen.

In den Brennesselsamen befinden sich hormonähnliche Substanzen, die sowohl Libido, Potenz und Zeugungsfähigkeit als auch die Milchproduktion stillender Mütter steigern (daher wurde es Mönchen im Mittelalter verboten, Brennesselsamen zu essen; sie sollten ihr Keuschheitsgelübde nicht gefährden). Auch bei vermindertem Haarwuchs und Haarausfall sind die Brennesselsamen das Mittel der Wahl. Sie helfen auch, schönes starkes glänzendes Haar zu bekommen.

Tipps zum Sammeln

Schon ab Anfang März bis in den Oktober hinein können Sie die obersten jungen Triebspitzen der Brennessel ernten. Am besten nehmen Sie dazu Handschuhe, da auch die jungen Blätter etwas brennen. Die Samen, die Sie ebenfalls in den Smoothie hineingeben können, können Sie ab Ende September bis November ernten. Obwohl ich ansonsten nicht empfehle, für den Smoothie Kräuter zu trocknen, sind die Brennesselsamen eine Ausnahme. Am besten breitet man sie ungewaschen auf Packpapier oder Karton aus und lässt sie an einem trockenen und luftigen Ort einige Tage trocknen. Dann können Sie die Samen leicht von der Rispe in ein Glas hinein reiben und haben über den Winter eine nährstoffreiche Leckerei. Nicht nur in Smoothies schmecken die Samen gut, auch in Salaten oder Suppen ist es ein leckerer würziger Zusatz.

Wenn Sie die gehaltvollen Brennesselsamen im Herbst ernten und trocknen, haben Sie auch im tiefsten Winter eine wunderbare Zutat für Ihren Smoothie.

Löwenzahn

Wenn die Wiesen so goldgelb erblü-
hen, als wäre die Sonne selbst auf die
Erde gefallen, dann wissen wir, dass
der Mai gekommen ist. Was da er-
blüht, ist eine Wildpflanze, die jeder
kennen dürfte: der wandlungsfähi-
ge und vitale Löwenzahn. Im Volks-
mund nennt man ihn auch Butterblu-
me, Bettsaicher oder Pusteblume. Er
wächst im Grunde überall in rauen
Mengen, auf Wiesen, an Wegrändern,
am Waldrand, auf Bergeshöhen und
zum Leidwesen vieler Gärtner auch in
ihrem Garten. Er gilt als Unkraut, aber
was für ein Unkraut! Denn der Löwenzahn ist eine der stärksten und vielseitigsten Heilpflanzen, die wir in unseren
Breitengraden haben. Der Begründer
der Makrobiotik, der Japaner George
Oshawa, sagte bei einem Aufenthalt

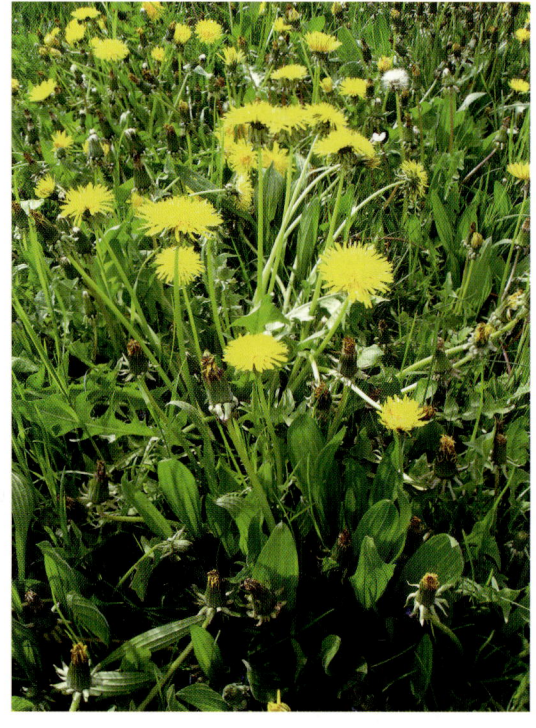

im Schwarzwald, als er eine blühende Löwenzahnwiese sah: „Wo diese herrli-
che Pflanze wächst, braucht man keinen Ginseng einzuführen!"
Die sägezahnartig ausgeschnittenen Blätter des Löwenzahns bilden zusammen
eine Blattrosette. Sie werden 10 bis 40 cm hoch. Charakteristisch sind die kräf-
tigen Pfahlwurzeln und die sich aus den gelben Blütenköpfen entwickelnden
„Pusteblumen". Man kann alle Teile des Löwenzahns essen. Löwenzahnblätter

gibt es fast ganzjährig zu pflücken, nur im tiefsten Winter unter dem Schnee muss man auf ihn verzichten.

Charakteristische Inhaltsstoffe

Der Löwenzahn hat eine Vielzahl an wohlausgewogenen Vitalstoffen. Er ist sehr vitaminreich und enthält viel Vitamin A und B und besonders große Mengen an Vitamin C und D. Weiterhin enthält der Löwenzahn viele Mineralien wie Kalzium, Kieselsäure, Schwefel und einen hohen Anteil an Kalium. Die vielen wertvollen Bitterstoffe geben ihm einen etwas bitteren, aber wohlschmeckenden Geschmack. Weitere Inhaltstoffe sind Flavonoide, Kumarine, Carotinoide, Cholin, Inulin und Eiweiß.

Heilwirkung

Wie schön, dass es diese Pflanze, die so viele Heilsames in sich vereint, in solcher Hülle und Fülle gibt! Ihre schiere Menge ist aber vielleicht auch der Grund, dass ihr wahrer Wert heute etwas in Vergessenheit geraten ist. Denn der Löwenzahn ist eigentlich eine altbekannte Heilpflanze, sogar eine besonders zähe und unverwüstliche Pflanze, die nur so vor Lebenskraft strotzt; und diese Vitalität und Kraft kann er uns schenken. Er wirkt stärkend bei Schwächezuständen aller Art, blutbildend und -reinigend, entgiftend und harntreibend. Die Bitterstoffe

> Vielleicht haben Sie auch Lust, etwas Löwenzahn als Teevorrat zu pflücken? Dazu trocknen Sie Löwenzahnblätter, -blüten und -wurzeln und mischen sie zu gleichen Teilen. Nehmen Sie davon zwei Teelöffel in eine Tasse und lassen sie sie 15 Minuten ziehen. Wie schon erwähnt, geht ein Teil der Inhaltsstoffe beim Trocknen verloren, doch der Löwenzahn mit seiner Sonnenkraft kann uns auch als Tee etwas von seiner Energie abgeben.

wirken verdauungsfördernd und regen deutlich Galle und Leber an und steigern so die Entschlackung. Überhaupt wirkt der Löwenzahn auf alle Leber- und Galleprobleme (man darf ihn allerdings nicht bei Verschluss der Gallenwege

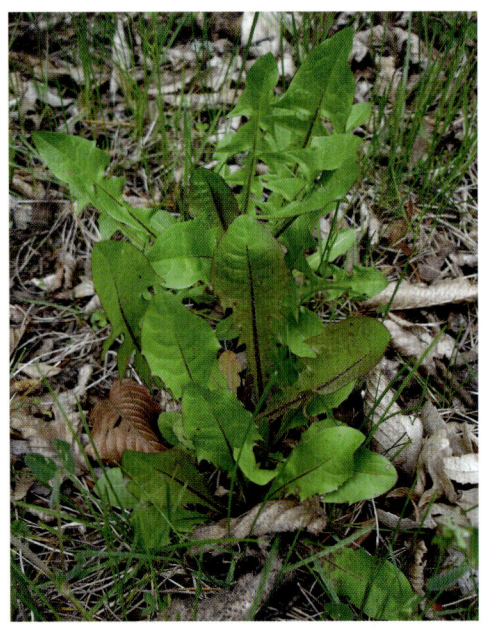 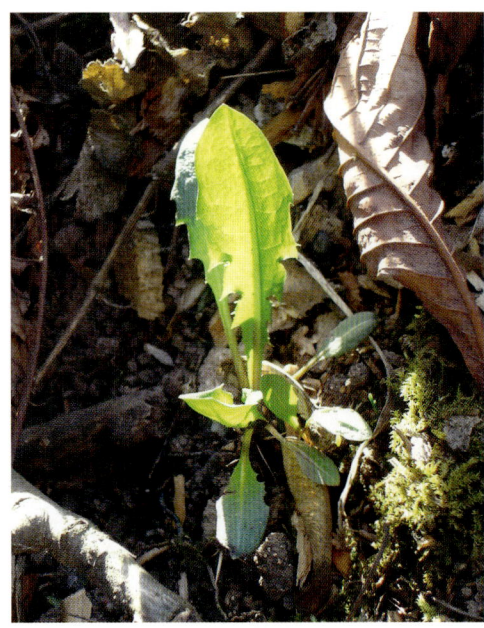

anwenden). Die Verdauung wird harmonisiert und er ist hilfreich bei Gicht und Rheuma. Auch die Bauchspeicheldrüse wird angeregt. Der Name „Bettsaicher" weist deutlich auf die anregende und entwässernde Wirkung auf Niere und Blase hin. Bei den Atemwegen wirkt der Löwenzahn entschleimend und lindert Husten.

Tipps zum Sammeln

Die gesamte Pflanze ist essbar, aber die Wurzeln sind für Smoothies nicht geeignet. Wir pflücken je nach Witterung schon ab Anfang März die zarten Blätter. Fast das ganze Jahr hindurch finden wir frisches Grün. Zur Blütezeit im April/Mai können wir die Ernte auch um die gelben Blüten ergänzen.

Schafgarbe

Wahrscheinlich waren es Hirten, die der Schafgarbe ihren Namen gaben, als sie beobachteten, wie kranke Schafe besonders viel davon aßen, und danach wieder gesundeten. Die Schafgarbe, auch Garbenkraut, Wundkraut, Jungfernkraut, oder – besonders hübsch – Augenbraue der Venus genannt, gilt ebenfalls seit alters her als eine kraftvolle Heilpflanze. Ihre zähen Stängel werden seit Jahrtausenden für das I-Ging-Orakel verwendet.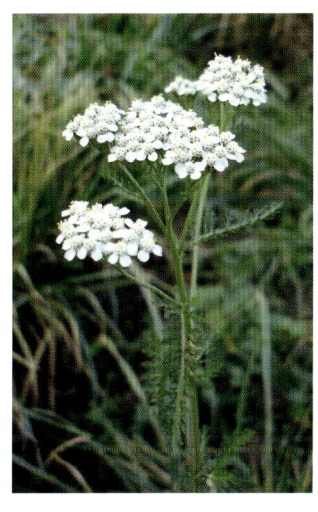

Die ausdauernde Schafgarbe findet man wie die Brennessel und den Löwenzahn fast überall, auf Wiesen und an Wald- und Wegrändern. Schon früh im Jahr kann man die filigranen, gefiederten Blättchen sammeln, die kräftig und sehr aromatisch schmecken. Die ganze Pflanze strömt einen würzigen-warmen Duft aus, vor allem im Hochsommer. Die Schafgarbe blüht in weißen Blüten von Juli an bis zum ersten Frost. Sie kann recht klein bleiben oder bis zu 70 cm hoch werden.

Charakteristische Inhaltsstoffe
In der Schafgarbe stecken viele verschiedene Wirkstoffe, die sie zu einer der vielseitigsten Heilpflanzen machen. Sie enthält ätherisches Öl mit entzündungshemmendem Chamazulen, schleimhautfestigende Gerbstoffe, Bitterstoffe (die mit für den herben Geschmack verantwortlich sind), Akonitsäure,

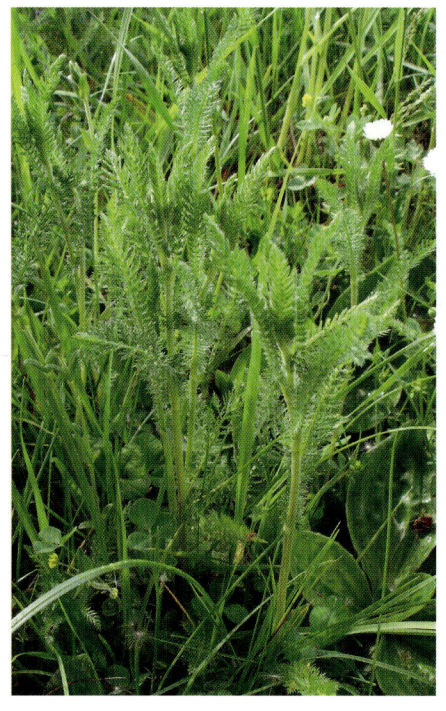

Kalium, Inulin, Nitrate, Asparagin, Essig- und Apfelsäure und vieles andere mehr.

Heilwirkung

Schon die Namen wie Wundkraut oder Jungfernkraut, die man der Schafgarbe gegeben hat, weisen auf ihre unterschiedlichen Anwendungsbereiche hin. Die Bezeichnung „Augenbraue der Venus" weist blumig umschrieben zu den Fortpflanzungsorganen hin, für die die Göttin Venus nach altem Glauben verantwortlich ist. Und tatsächlich ist die Schafgarbe sehr wirksam bei allen sogenannten Frauenkrankheiten wie Menstruationsbeschwerden, Ausfluss, Myomen, Wechseljahresbeschwerden und Eierstockentzündungen. Pfarrer Kneipp hat dazu gesagt: „Viel Unheil bliebe Frauen erspart, würden sie ab und zu einmal nach der Schafgarbe greifen!"

Doch die Schafgarbe hat noch viel umfassendere Heilkräfte. Sie wirkt entkrampfend, entzündungshemmend, antiseptisch, blutbildend und -reinigend und blutstillend. Sie regt den Stoffwechsel an und ist so wie viele Wildpflanzen ein hervorragendes Blutreinigungsmittel. Sie wird bei Verdauungsbeschwerden und zur Anregung der Gallenproduktion genommen. Schon Jahrtausendelang wurde die Schafgarbe zur Blutstillung von Wunden und inneren Blutungen verwendet. Sie stärkt den venösen Blutkreislauf und steigert den Rückfluss zum Herzen und entlastet so das Herz. Das wirkt sich auch positiv bei Krampfadern und

Hämorrhoiden aus. Sie stärkt und regt Niere und Blase an. Die Schafgarbe hat generell eine ausgleichende Wirkung und hilft so bei vielen Krankheiten. Nicht umsonst wurde sie früher auch „Heil aller Welt" genannt.

Achtung: Man sollte bei der Schafgarbe eine Überdosierung vermeiden, da sonst eine Umkehrwirkung eintreten kann (z.B. kann sie dann Blutungen auslösen anstatt sie zu stillen). Eine Schafgarbenkur wird nicht länger als vier Wochen am Stück empfohlen, wenn Sie die Schafgarbe täglich im Smoothie trinken. Wenn Sie an zwei bis drei Tagen die Woche eine mäßige Dosis (bis jeweils 7-8 Blätter) Schafgarbe einnehmen, können Sie sie das ganze Jahr über zu sich nehmen.

Die Schafgarbe wurde in alten Zeiten der Göttin Venus zugeordnet. So legten Mädchen vor dem Schlafen gehen Schafgarbe unter ihr Kissen, um ihren Liebsten im Traum zu sehen.

Tipps zum Sammeln

Schon ab Anfang März kann man die filigranen Blättchen abzupfen. Von Juli an können Sie auch die weißen Blüten in den Smoothie geben.

Bärlauch

Wer hat nicht schon bei einem Spaziergang im Frühjahr in schattigen Laubwäldern die weitgestreckten Bärlauchfelder bemerkt? Noch bevor man die Pflanze erkennt, ist einem wahrscheinlich schon der intensive Knoblauchgeruch aufgefallen.

Der Bärlauch gehört zur Familie der Zwiebelgewächse und ist somit ein enger Verwandter des Knoblauchs und der Zwiebel. Schon bei den Germanen und Kelten galt der Bärlauch als Heilpflanze. Er unterstützt all jene, die im Frühjahr noch den Winter im Gemüt und in den Gliedern stecken haben.

Der Bärlauch kommt meist in großen Mengen in feuchten und schattigen Auwäldern oder Laubwäldern vor. Sehr früh im Jahr wachsen aus der kleinen Bärlauchzwiebel mehrere 15 bis 20 cm lange länglich geformte Blätter. Die Blütezeit mit weißen Blüten ist von April bis Mai, danach gehen die oberirdischen Teile der Pflanze schnell wieder ein.

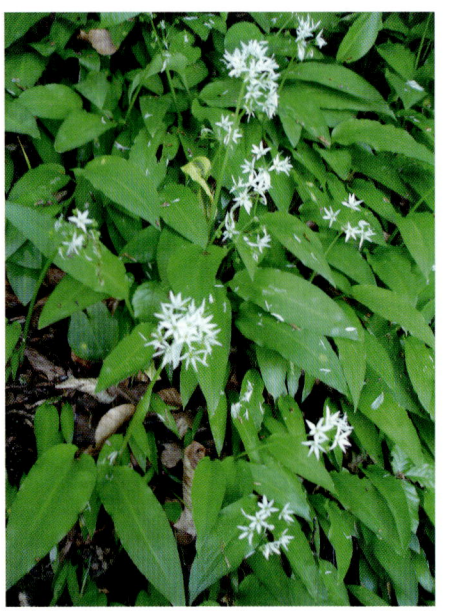

Charakteristische Inhaltsstoffe

Der Bärlauch enthält hohe Mengen an Bärlauchöl und Vitamin C. Er ist reich an Mineralien und Spurenelementen wie Kalium und Eisen. Weiterhin enthält er Saponine, Flavonoide, Schleimstoffe und Schwefel.

Heilwirkung

Der Bärlauch wirkt blutreinigend, entzündungshemmend, antibakteriell, antimykotisch, harntreibend und schleimlösend. Hauptbestandteil des Bärlauchs ist das Bärlauchöl, das vor allem auf die Drüsen des Magen-Darm-Trakts sowie der Galle anregend wirkt. Durch diese Stimulierung aller Drüsen wird der Körper entschlackt und entgiftet. Er stärkt den Körper allgemein, besonders aber nach einer Behandlung mit Antibiotika, und hilft, das zerstörte Gleichgewicht im Darm wieder aufzubauen. Bärlauch gilt als ein wahres Wundermittel zur Blutreinigung, hilft bei Arterienverkalkung und senkt den Blutdruck und den Cholesterinspiegel. Durch den Schwefelgehalt kann Bärlauch auch helfen, Umweltschadstoffe im Körper abzubauen.

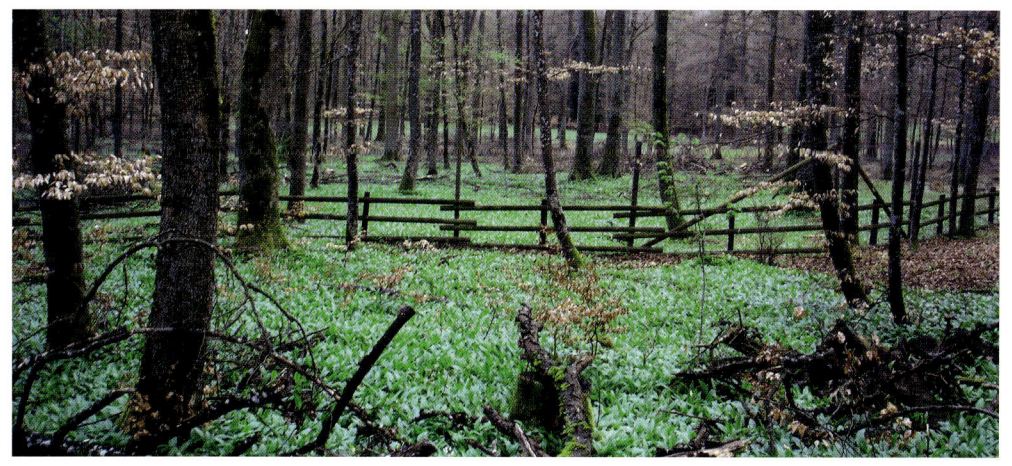

Tipps zum Sammeln

Bärlauch wächst in großen Feldern in schattigen und feuchten Wäldern.

Die Bärlauchzeit ist sehr kurz, also muss man sich beeilen, um diese köstlichen Blätter zu sammeln. Im März und April bis kurz vor der Blüte Ende April oder Mai erntet man die jungen Blätter. Wenn die Pflanze schon blüht, sollte man die Blätter nicht mehr zu sich nehmen (auch die Blüten nicht).

Bärlauch lässt sich für mehrere Monate einfrieren.

Achtung: Verwechslungsgefahr

Bärlauch wird im Frühling immer wieder mit dem Maiglöckchen oder der Herbstzeitlosen (was beides tödlich enden kann) verwechselt. Riechen Sie an jedem Bärlauchblatt, ob es wirklich den charakteristischen Knoblauchgeruch hat und schauen Sie sich die Pflanze gut an. Beim Bärlauch sitzt jedes Blatt einzeln am Stängel, jedes Blatt wächst direkt aus dem Boden. Bei dem Maiglöckchen sind es immer zwei Blätter am Stängel und bei der Herbstzeitlosen mehrere Blätter.

Knoblauchsrauke

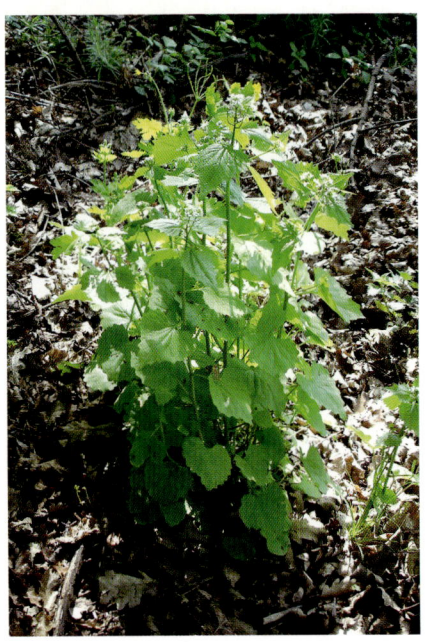

Die ähnlich wie die Brennessel weit verbreitete Knoblauchsrauke gehört zu den Kreuzblütern und wird bis zu 80 cm hoch. Im Mittelalter wurde sie von der ärmeren Bevölkerung, die sich die teureren Gewürze nicht leisten konnte, vor allem als Gewürzpflanze genutzt.

Man findet sie in Gebüschen, an Zäunen und Wegrändern, in lichten Laubwäldern sowie in verwilderten Gärten. Wenn man ihre Blätter verreibt, riechen sie nach Knoblauch, aber lange nicht so stark wie der Bärlauch. Sie besitzt einen pfefferig-scharfen Geschmack.

Die Blätter nahe des Bodens sind nierenförmig geformt, während die Blätter zur Triebspitze hin ab April eine dreieckige Grundform annehmen und eine eindeutige Spitze besitzen. Allen Blättern gemeinsam ist die hellgrüne, frühlingshaft frische Färbung und der gezähnte Blattrand. Sie blüht in weißen traubigen Dolden von April bis in den Juli hinein und entwickelt einen mehrere Zentimeter langen Fruchtschoten.

Charakteristische Inhaltsstoffe

Die Knoblauchsrauke enthält ätherische Öle und das Glukosid Sinigrin, auf das ihr scharfer Geschmack zurückzuführen ist. Außerdem ist sie reich an Mineralien und Vitaminen, vor allem an Vitamin A und C. Zudem enthält sie Saponine, Knoblauchöl und Senfglykoside.

Heilwirkung

Die Knoblauchsrauke wurde früher nicht nur als Gewürz-, sondern auch als Heilpflanze verwendet. Sie wirkt leicht harntreibend, wundheilend, verdauungsanregend und schleimlösend und wurde schon früher wegen ihrer antibakteriellen und allgemein keimtötenden Wirkung geschätzt und unter anderem auch als Wurmmittel eingesetzt. Sie hilft auch wirksam bei Husten, Asthma und sonstigen Atemwegsproblemen.

Tipps zum Sammeln

Die dünnen Blätter der Knoblauchsrauke welken leicht und lassen sich selbst für einige Stunden schlecht aufbewahren, deshalb sollte man sie schnell nach dem Ernten verwenden. Von März an bis Juni kann man die Blätter von der Pflanze abzupfen, später auch die Blüten.

Sehr gerne nasche ich auch ihre Blätter direkt von der Pflanze.

Wenn die Knoblauchsrauke verblüht ist, lohnt es sich, die bis zu sieben cm langen Schoten zu ernten, in denen sich die kleinen schwarzen Samen versteckt halten. Sie schmecken sehr scharf und eignen sich für würzige Smoothies sowie als Gewürz für Salate und Suppen.

Roter Wiesenklee

Der Rote Wiesenklee, den man auch Hummellust nennt, ist weit in Mitteleuropa verbreitet und wird auch als Kulturpflanze angebaut. Er wird bis zu 30 cm hoch und ist mit seinen rot-violetten Blüten nicht zu übersehen. Die dreiteiligen Blätter haben nur einen sehr kurzen Stiel. Aus den Blattachseln treibt der Klee unermüdlich neue Triebe und Blüten hervor; so blüht er monatelang.
Er findet sich auf Wiesen und Viehweiden und ist häufig auch auf den blumenreichen Bergwiesen in den Mittelgebirgen anzutreffen. An einem geeigneten Standort vermehrt sich der Rote Wiesenklee stark weiter.

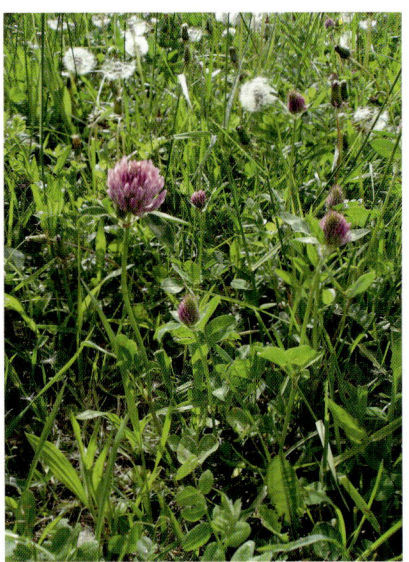

Charakteristische Inhaltsstoffe
Der Rote Wiesenklee ist reich an Mineralstoffen und besitzt viel Provitamin A. Außerdem hat er einen hohen Eiweißgehalt und enthält pflanzliche Hormone (Pflanzenöstrogen), Gerbstoffe, Asparagin und ätherische Öle.

Heilwirkung
Wegen seiner pflanzlichen Hormone wird er bei Wechseljahresbeschwerden wie z.B. Hitzewallungen eingesetzt und dient auch zur Vorbeugung gegen hormonabhängige Krebserkrankungen wie Brustkrebs und Gebärmutterkrebs. Er wirkt blutreinigend und gegen Entzündungen und wird auch äußerlich bei Gicht und Rheuma verwendet.

Tipps zum Sammeln

Der Rote Wiesenklee blüht zwischen Mai und September. Sie können die jungen Triebe, Blätter und die Blüten von April bis Oktober pflücken und In den Smoothle geben.

Wiesen-Labkraut

Das Wiesen-Labkraut gehört zur Familie der Rötegewächse, da früher aus ihren Wurzeln Wolle rot gefärbt wurde. Es ist in Mitteleuropa sehr verbreitet und fast auf allen Wiesen zu finden. Gerne wächst sie auch an sonnigen Weg- und Feldrändern.

Das Wiesen-Labkraut wird bis zu 80 cm hoch. An den vierkantigen Stängeln stehen in regelmäßigen Abständen Blattquirle, die sechs bis neun schmale Blättchen umfassen. Die Triebe enden in stark verzweigten

Bis in den späten Herbst hinein blüht der Rotklee

Blütenständen, die von Juni bis Juli weiß blühen und einen intensiven süßlichen Duft verströmen. Vor der Blüte schmecken die Blätter des Labkrauts mild und dem Kopfsalat ähnlich, später bekommen sie einen leicht würzigen Geschmack.

Charakteristische Inhaltsstoffe

Das Wiesen-Labkraut enthält Labenzym, das man früher bei der Käseherstellung zur Gerinnung der Milch genutzt hat. Außerdem enthält sie viel ätherisches Öl, Gerbstoffe, Mineralien und Spurenelemente.

Heilwirkung

Das Labkraut regt leicht die Nieren an, hat eine entwässernde Wirkung und hilft so auch bei Harnwegsinfektionen. Sie unterstützt auch die Lymphe bei der Entschlackung. Äußerlich wird das Labkraut bei Ekzemen und Hautleiden verwendet.

Tipps zum Sammeln

Man kann die Pflanzentriebe fast das ganze Jahr ernten, selbst unter dem Schnee sind noch grüne Triebe zu finden. Ab Ende März sind junge frische Triebe gewachsen und können mit den Blüten ab Juni geerntet werden. Die unteren Teile des Labkrauts ist hart und krautig, am besten pflückt man den oberen Teil.

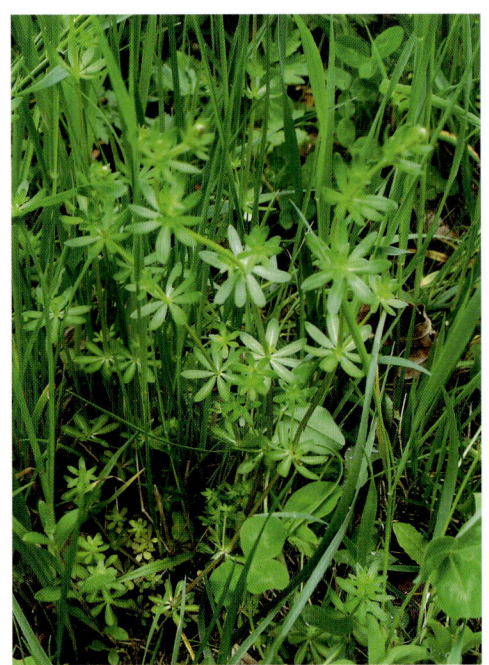

Giersch

Traditionell wurde der ergiebige und vitale Giersch als Wildgemüse, aber auch als Heilpflanze geschätzt. Er findet sich meist in Gärten und Parks, in Hecken und Gebüschen und in nicht zu dunklen Wäldern und wird bis zu einem Meter hoch. Die Blätter sind immer dreiteilig, eiförmig-länglich, am Rand gesägt und verströmen beim Verreiben einen würzigen Geruch, der an Petersilie,

Möhre oder Sellerie erinnert (die alle wie der Giersch zur Familie der Doldenblüter gehören). An einem sonnigen Standort sind die Blätter eher klein und an einem schattigen Standort können die Blätter bis zu 25 cm lang werden. Sein Stängelquerschnitt ist dreieckig und er blüht von Juni bis August in weißen Dolden.

Der Giersch hat eine unverwüstliche Lebenskraft, die schon viele Gärtner verflucht haben. Wenn man ihn verletzt, zum Beispiel beim Jäten, wächst er sogar in noch größeren Mengen nach. Die bewährteste Methode, ihn im Zaum zu halten, ist nicht das Jäten, sondern das das konsequente Ernten der jungen Blätter für unseren Smoothie. Der Geschmack erinnert an Spinat und Petersilie.

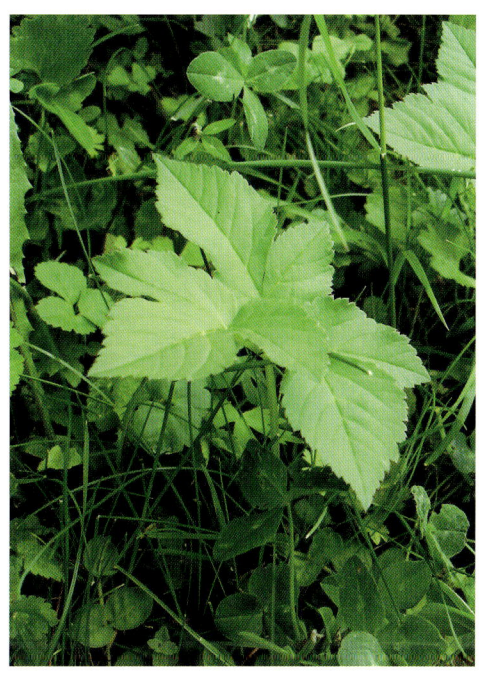

Charakteristische Inhaltsstoffe

Der Giersch ist sehr reich an Vitamin C und A. Er enthält hohe Werte an Mineralstoffen und Spurenelementen wie Eisen, Kupfer, Titan und Mangan. Des weiteren enthält er ätherisches Öl, Kumarine, Harz, und Phenolcarbonsäuren.

Heilwirkung

Der Name „Zipperleinskraut" weist schon auf die Anwendung hin. Der Giersch wirkt harnsäurelösend und antirheumatisch und wird traditionell bei Gicht, Rheuma und Arthritis genommen. Er hat eine entwässernde und entzün-

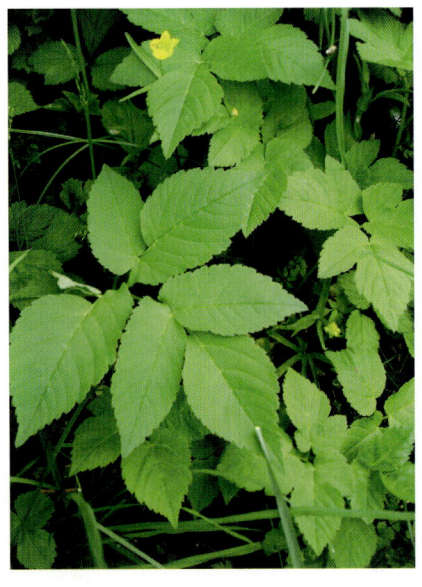

dungshemmende Wirkung und wirkt verdauungsanregend und abführend.

Tipps zum Sammeln

Ab April bis in den Spätherbst pflücken Sie die jungen Blätter (die Wurzeln sind leicht giftig und sollten nicht verwendet werden). Der Giersch wächst in so großen Mengen, dass die Ernte schnell erledigt sein dürfte.

Achtung: Verwechslungsgefahr

Der Giersch kann in seltenen Fällen mit anderen Pflanzen aus der Familie der Doldenblüter wie dem Schierling oder der Hundspetersilie verwechselt werden, die sehr giftig sind.

Charakteristische Merkmale des Gierschs sind: er hat immer einen dreikantigen Stängelquerschnitt und wenn man ein Blatt verreibt, riecht es würzig nach Petersilie oder Möhren.

Weitere Unterscheidungsmerkmale sind, dass der Schierling rötlich-braune Flecken auf den Stängeln hat und gefiederte Blätter; die Blätter des Gierschs hingegen sind leicht gesägt. Auch die Blätter der Hundspetersilie haben eine viel feingliedrige Aufteilung als jene des Gierschs.

Wenn man sich das Aussehen der Gierschblätter eingeprägt hat, dürfte eine Verwechslung kein Problem sein.

Spitzwegerich

Der heilkräftige Spitzwegerich ist eine wunderbare Zutat für Ihren Smoothie. Für die Germanen waren die widerstandsfähigen Wegerichpflanzen, die Breit- und Spitzwegerich umfassen, die Verkörperung der wieder ans Licht getretenen Seelen, nachdem sie in die Unterwelt eingegangen waren. Und auch die alten Griechen und Römer glaubten, dass der unscheinbare Wegerich mit Kräften aus der Unterwelt verbunden ist.

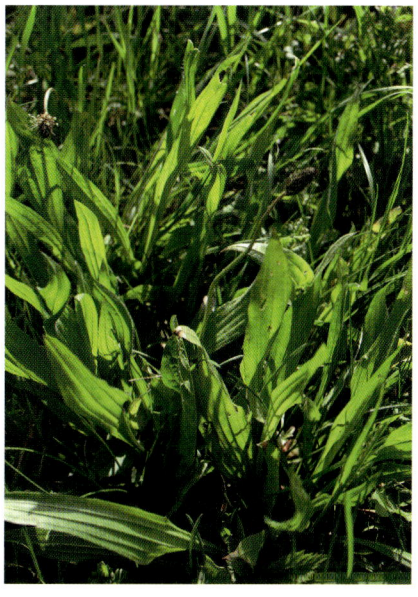

Wir vernachlässigen hier den Breitwegerich – der ganz ähnliche Inhaltsstoffe hat und den Sie ebenfalls für Ihren Smoothie ernten können – und konzentrieren uns ganz auf seinen Bruder, den Spitzwegerich.

Zu finden ist er fast überall, vor allem auf feuchten Wiesen und Weiden und an Weg- und Waldrändern. Am Boden aus einer Rosette heraus

„Und du, Wegerich, Mutter der Pflanzen,
offen nach Osten, mächtig im Innern:
Über dich knarrten Wagen, über dich ritten Frauen,
über dich schrien Bräute, über dich schnaubten Farren (junge Stiere);
allen widerstandest du und setztest dich ihnen entgegen:
So widerstehe auch du dem Gift und der Ansteckung und dem Übel, das über das Land dahinfährt".

Dieser altenglische Segensspruch für die neun heiligen Kräuter stammt aus dem 11.Jahrhundert und wurde Ende des 19. Jahrhunderts ins Deutsche übersetzt. Hier kann man sehen, wie sehr der Wegerich geschätzt wurde.

wachsen die ungestielten schmalen, spitz zulau-
fenden Blätter. Er blüht von Mai bis September
und wird mit Blüte bis zu 40 cm hoch.

Charakteristische Inhaltsstoffe

Der Spitzwegerich enthält einen antibiotischen
Stoff, das Aucubin, des Weiteren Schleimstoffe,
Gerbstoffe, Kieselsäure und Saponin und außer-
dem große Mengen an Vitamin C.

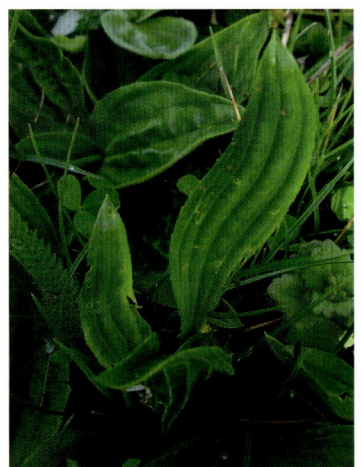

Heilwirkung

Der Spitzwegerich, den
man auch Lungenblattl nennt, ist eine ganz besondere Hilfe bei allen Lungenkrankheiten. Die enthaltenen Glykoside lindern bei Hustenanfällen, Bronchitis
und Asthma die Beschwerden und helfen sogar bei
Lungenentzündung.

Auch die Abwehrkräfte gegenüber Viren in den Luft-
wegen werden gesteigert, da der Spitzwegerich zu
den wenigen Pflanzen gehört, die die Produktion von
Interferon anregen.

Insgesamt wirkt der Spitzwegerich antibakteriell,
blutreinigend, blutstillend, entwässernd, adstringie-
rend, schleimlösend und entzündungshemmend.

Und wie uns schon Shakespeare im ersten Akt von Ro-
meo und Julia sagte: „Ein Blatt vom Wegerich dient
dazu vortrefflich" – „Ei, sag, wozu?" – „Für dein zer-

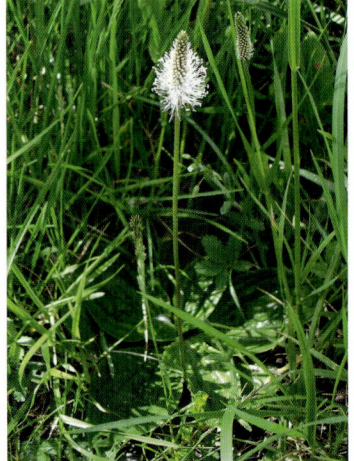

Wenn Sie mal keinen Spitzwegerich finden, können Sie auch
junge Blätter des Breitwegerichs
pflücken

brochnes Bein", wird der Spitzwegerich bei Insektenstichen, Prellungen und Wunden zerdrückt und äußerlich aufgetragen.

Tipps zum Sammeln
Die ganze Pflanze samt Wurzeln und Blüten ist essbar. Wir pflucken allerdings vorzugsweise die jungen Blätter von März bis in den Spätherbst hinein.

Gänseblümchen

Es gibt kein Kind, das das freundliche Gän-seblümchen nicht kennt! Die „schöne aus-dauernde", das bedeutet ihr lateinischer Name, war eine alte germanische Kult-pflanze und der Göttin Freya geweiht. Der Tradition nach blieb man das ganze Jahr über von Krankheiten verschont, wenn man die ersten drei Blüten des Jahres mit dem Mund pflückte.

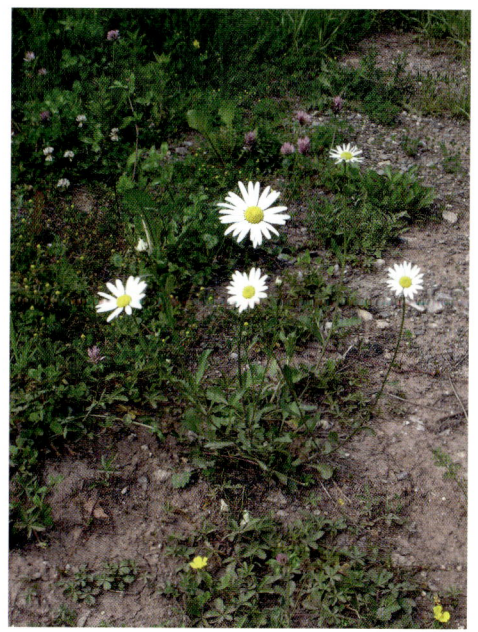

Das Gänseblümchen wächst und blüht fast das ganze Jahr über. Die einzelnen Gänse-blümchen wachsen aus einer bodenständi-gen Blattrosette heraus und werden bis zu 15 cm hoch. Sie findet sich überall auf son-nigen gemähten Wiesen und Rasenflächen. Ihre Hauptblütezeit ist im April und Mai und in geringerem Maße auch im restlichen Jahr. Die Blüten schmecken leicht scharf.

Charakteristische Inhaltsstoffe

Das Gänseblümchen enthält zahlreiche wertvolle Mineralstoffe wie Kalzium, Phosphor, Eisen, Magnesium und Kalium. Zudem enthält es viel Vitamin A und C, Gerbstoffe, Bitterstoffe, Saponine und Flavonoide.

Heilwirkung

Es ist kaum bekannt, dass das Gänseblümchen auch eine kraftvolle Heilpflanze ist. Dank ihrer vielen Nähr- und Wirkstoffe wirkt sie blutreinigend, entwässernd, entkrampfend und stoffwechselanregend. In der Naturheilheilkunde wird es als wirksames Schmerz- und Wundheilmittel bei Prellungen, Schürfwunden, Verstauchungen und Muskelschmerzen eingesetzt. Sie stillt Husten und wird auch bei Hautproblemen eingesetzt.

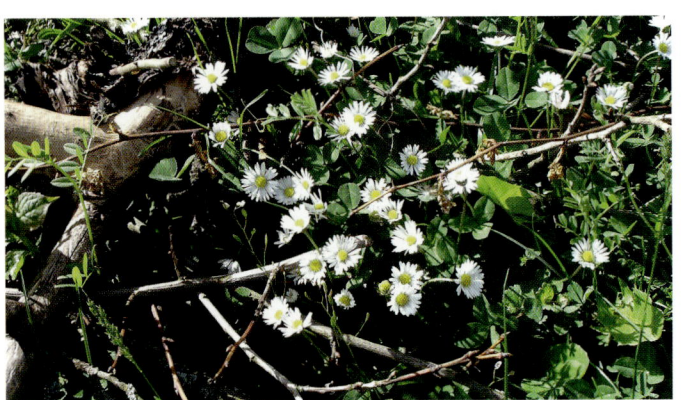

Nicht nur im Smoothie erfreut das hübsche Gänseblümchen. Tipp: Wenn Sie Tiefkühleis machen, stecken Sie in jedes Fach ein Gänseblümchen ins Wasser. Wenn Sie dann ein Getränk gekühlt trinken möchten, taut das Eisstück langsam auf und gibt das Gänseblümchen frei.

Tipps zum Sammeln

Schon ab Februar heben die ersten Gänseblümchen ihre Köpfchen, und sie blühen fast das ganze Jahr über. Sie können die Blüten und die Blättchen für Ihren Smoothie verwenden.

Gundermann

Der aromatische Gundermann – oder auch Gundelrebe genannt – wächst reichlich auf Wiesen und Äckern, am Waldrand und an Wiesen und Zäunen. Der Gundermann schlängelt sich am Boden entlang wie Efeu. Zur Zeit der Blüte stellt er dann einzelne Stängel mit kleinen nieren- und herzförmigen Blättern mit gekerbtem Rand auf, die dann ab Mai blau-lila Blüten treiben. Die Blätter strömen einen herb-würzigen Geruch aus, wenn man sie zwischen den Fingern verreibt, und so schmecken sie auch. Man setzt den Gundermann gerne im Garten als schnell wachsenden hübschen Bodendecker ein. Eine gute Idee, so hat man auch immer genug zum Pflücken.

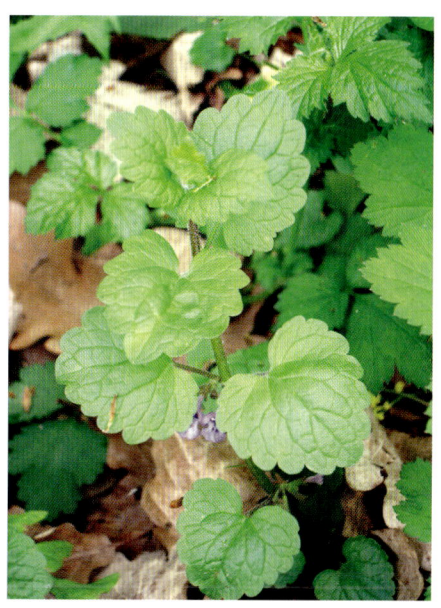

Charakteristische Inhaltsstoffe
Der Gundermann enthält vielerlei Wirkstoffe wie ätherische Öle, Gerbstoffe und Bitterstoffe, Flavonoide und Saponine. Für uns ist er heilkräftig, doch für viele Säugetiere ist der Gundermann giftig, vor allem für Pferde.

Heilwirkung
Der vielseitige Gundermann war schon im Mittelalter bekannt und schützt traditionell vor al-

Der Gundermann war das ganze Mittelalter hindurch das Heilmittel gegen verzauberte Milch. Wenn die Kühe wenig Milch gaben oder die Butter schlecht wurde, konnte man sich mit dem Gundermann dagegen schützen. Zum Beispiel molk man in vielen Gegenden die erste Milch nach dem Austrieb durch einen Kranz aus Gundermann

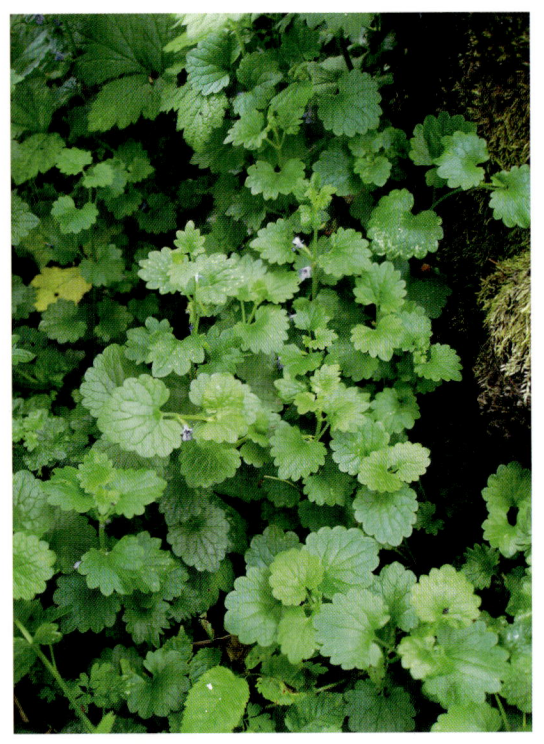

len schlechten Einflüssen und vor zehrenden Krankheiten. Wahrscheinlich kommt sein Name von dem althochdeutschen „Gund", was Eiter bedeutet, was schon einen Hinweis auf seine Verwendung gibt. Der Gundermann hilft bei allen langwierigen Krankheiten und Zuständen, die mit Siechen und Eitern zu tun haben wie z.B. eitrige Nierenentzündungen oder Bronchitis. Er wirkt entzündungshemmend, stoffwechselanregend, schleimlösend, schmerzlindernd und anregend auf Niere und Blase. Er hilft außerdem bei chronischem Schnupfen und Husten, bei Verschleimung der Lungen, bei Menstruationsstörungen, bei Augenproblemen und schwemmt Schwermetalle aus, vor allem Blei. Man wendet ihn auch äußerlich bei eitrigen Wunden, Geschwüren und Verletzungen an, außerdem bei Rheuma und Gicht.

Tipps zum Sammeln

Die kleinen Blättchen des Gundermanns pflückt man ab März bis in den Herbst hinein. Auch die Blüten können verwendet werden.

Weiße Taubnessel

Im Gegensatz zu der eher strengen Brennessel hat die Taubnessel etwas Heiteres und Offenes. Die heilkundige Äbtissin Hildegard von Bingen sagte schon: „Wer sie genießt, lacht gern, denn ihre Wärme, die auf die Milz einwirkt, erheitert das Herz". Die weiße Taubnessel verdankt ihren Namen ihrer Ähnlichkeit zur Brennessel, obwohl sie keine Brennhaare hat und auch nicht direkt mit ihr verwandt ist. Die ausdauernde Taubnessel wächst in großen Mengen in Gärten und Gebüschen, an Weg- und Wiesenrändern und an Zäunen und Mauern. Sie wird bis zu 60 cm hoch. Gerne verwechselt man sie im Frühjahr mit der Brennessel, doch ab April, wenn die Taubnessel mit zahlreichen schönen weißen Blüten blüht, ist eine Verwechslung ausgeschlossen. Sie wird vorwiegend von der Hummel bestäubt.

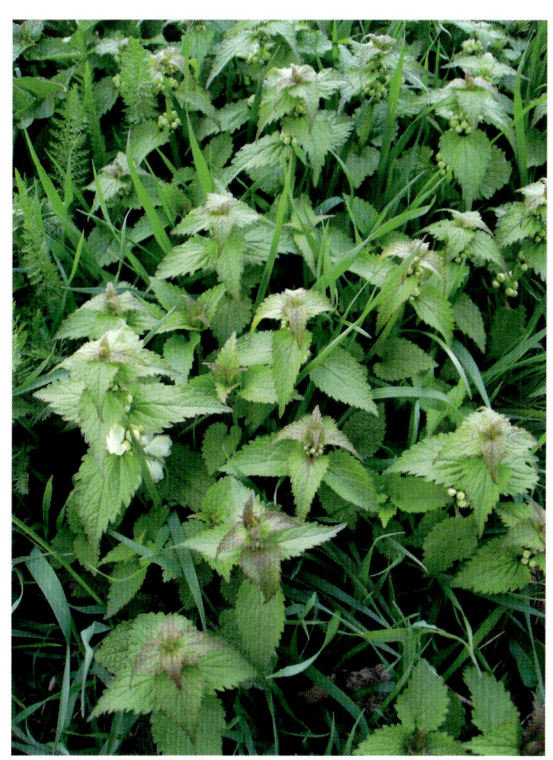

Charakteristische Inhaltsstoffe
Die weiße Taubnessel enthält Schleimstoffe und Gerbstoffe, Saponine, Cholin und ätherische Öle.

Heilwirkung

Ihre Hauptanwendung liegt hauptsächlich in der Frauenheilkunde. Sie gilt als wirksames Mittel gegen Weißfluss, Menstruationsbeschwerden und sonstige Frauenkrankheiten. Sie wirkt schleimlösend bei Erkrankungen der Atemwege. Sie hat auch eine leichte antientzündliche Wirkung. Äußerlich werden mit ihr Verbrennungen, Schwellungen, Krampfadern und Akne behandelt.

Tipps zum Sammeln

Die weiße Taubnessel wächst reichlich, oft auch in der Nähe der Brennessel. Sie können beide Heilkräuter leicht unterscheiden und ihre Blätter ernten, indem Sie testen, welche Pflanze „brennt" und welche nicht. Ab April, wenn die Taubnessel blüht, können Sie die Blüten, die ebenfalls reich an den genannten Wirkstoffen sind, mit in Ihren Smoothie tun.

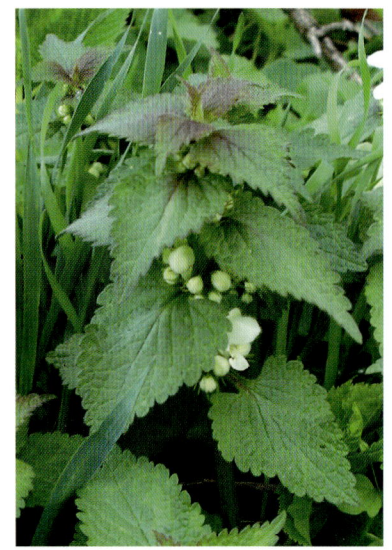

Wilder Frauenmantel

Es entzückt mich immer wieder, wenn ich beim Spazierengehen einen Frauenmantel mit seinen wunderschönen kelchartig geformten Blätter entdecke. Oft – wenn die Sonne nicht schneller war – liegt ein großer Tropfen Wasser, der von den Alchimisten des Mittelalters „Himmelswasser" genannt wurde, in der Mitte des Blattes. Dieser Tropfen ist kein Tautropfen. Vielmehr scheidet der Frauenmantel am Morgen an der Spitze seiner Blattzähnchen viele kleine Wassertropfen aus, und diese sammeln sich am Grund des Blattkelches zu einem großen Wassertropfen. Für die Alchimisten war diese Wandlung des Wassers eine ganz besondere Erscheinung und ein Sinnbild für den Weg des Menschen. Der wilde und trotzdem liebliche Frauenmantel gehört zu den Rosengewächsen und ist in dieser Auflistung der Kräuter vielleicht das einzige, nach dem Sie ein bisschen suchen müssen. Man findet ihn auf eher feuchten Wiesen, an Wald- und Weg-

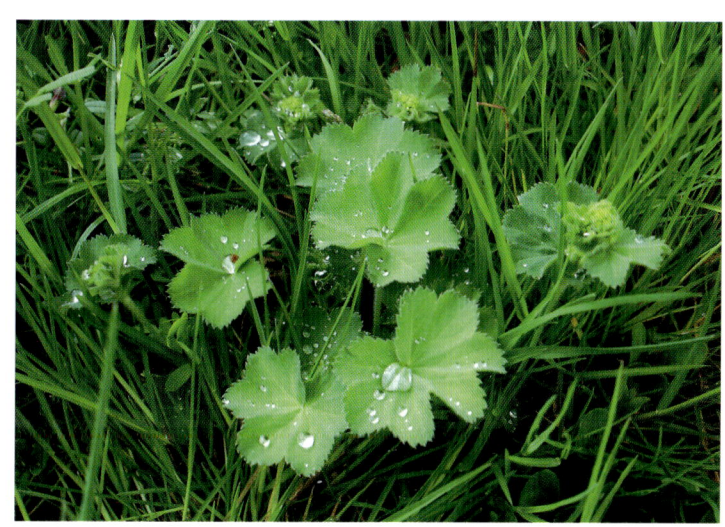

rändern und auch in höheren Lagen. Die Frauenmantelart, die man besonders häufig auch im Gebirge findet, nennt man Silbermantel; diese gilt als besonders heilkräftig. Der Frauenmantel mit seinen unverwechselbaren Blättern wird bis zu 30 cm hoch und blüht ab Mai in kleinen unscheinbaren gelb-grünen Blüten.

Charakteristische Inhaltsstoffe

Es finden sich Gerbstoffe, Bitterstoffe, Glykoside, ätherisches Öl und Flavonoide im Frauenmantel. Außerdem enthält er Phyto-Progesteron.

Die kelchartig gefalteten Blätter erinnerten in alten Zeiten an die Mäntel, die die Frauen trugen; daher der Name „Frauenmantel"

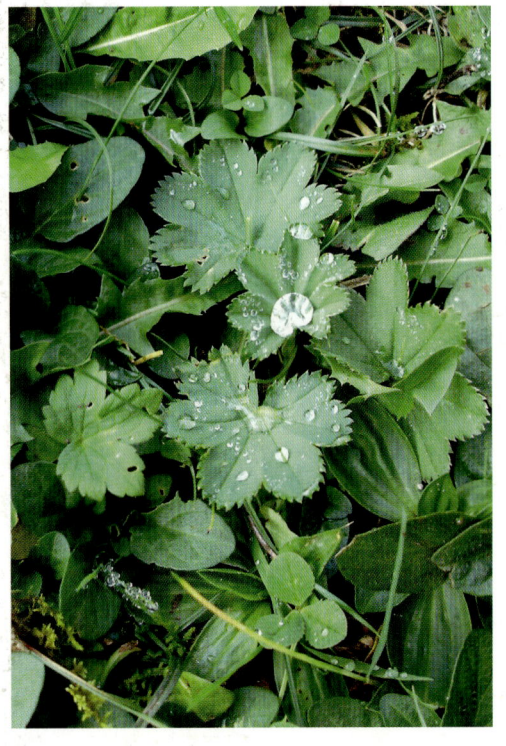

Heilwirkung

Der Frauenmantel wurde schon immer mit der Frauenwelt in Verbindung gebracht. Die Germanen weihten die Pflanze der Liebesgöttin Freya, die Römer der Venus. Und tatsächlich hilft er besonders bei Frauenleiden wie Menstruationsstörungen, Eierstockbeschwerden und Weißfluss. Er stärkt die großen und kleinen Beckenorgane der Frau und wirkt harmonisierend auf den ganzen weiblichen Organismus. Dank dem pflanzlichen Progesteron hilft er wirksam bei Wechseljahresbeschwerden.

Doch der Frauenmantel ist nicht nur etwas für Frauen. Dank seiner Bitterstoffe wirkt er äußerlich und innerlich wundheilend und blutstillend und ist hilfreich bei Geschwüren. Er hilft bei Durchfall und Darmbeschwerden und wird auch zur Entschlackung bei Übergewicht empfohlen.

Tipps zum Sammeln

Der Frauenmantel findet sich auch häufig als Kulturpflanze in unseren Gärten. Diese wurde jedoch gezüchtet und hat in der Regel eine viel geringere Heilwirkung. Machen Sie sich lieber auf die Suche nach dem wilden Frauenmantel. Geerntet werden die jungen Blätter und die Blüten.

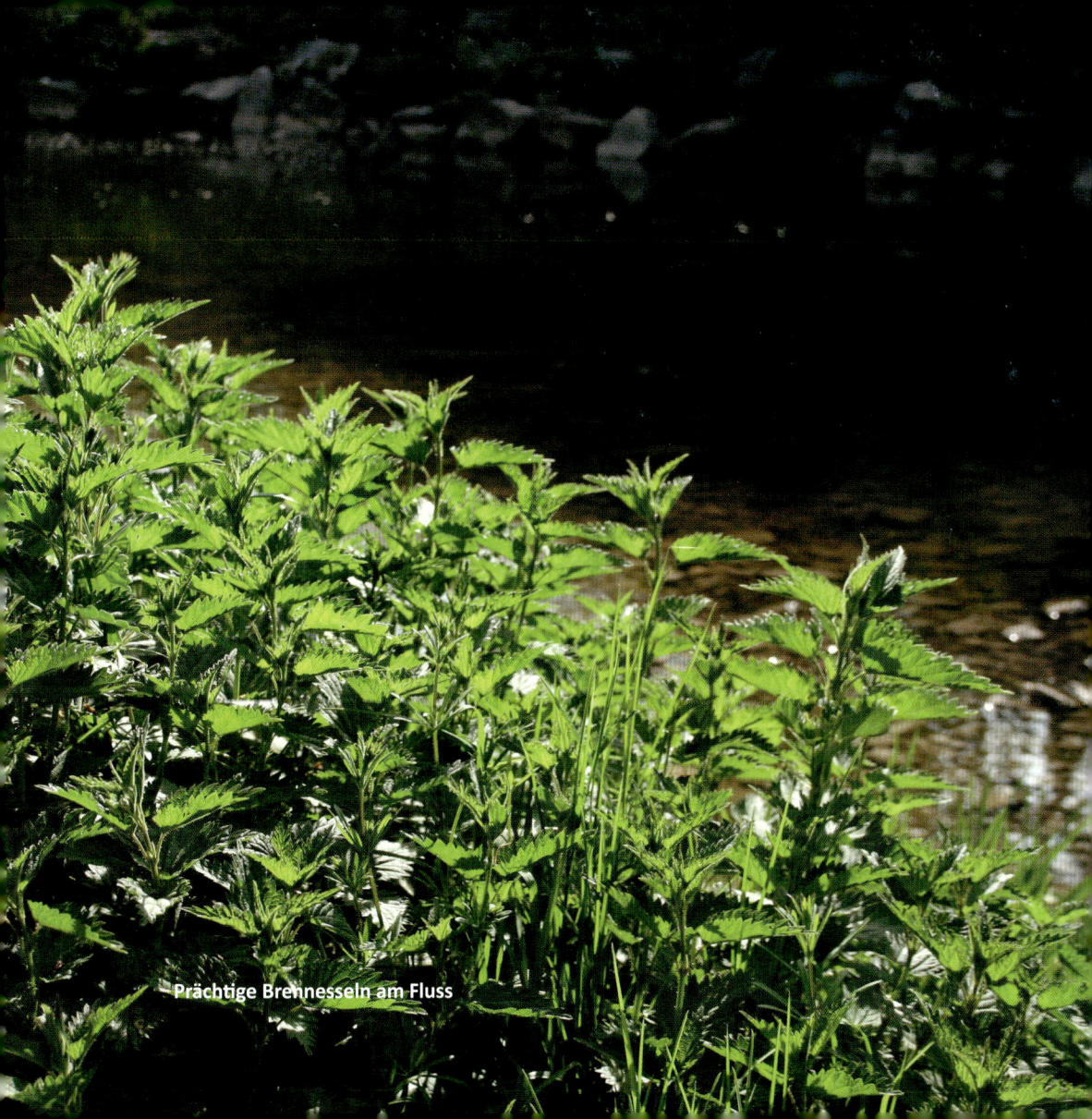

Prächtige Brennesseln am Fluss

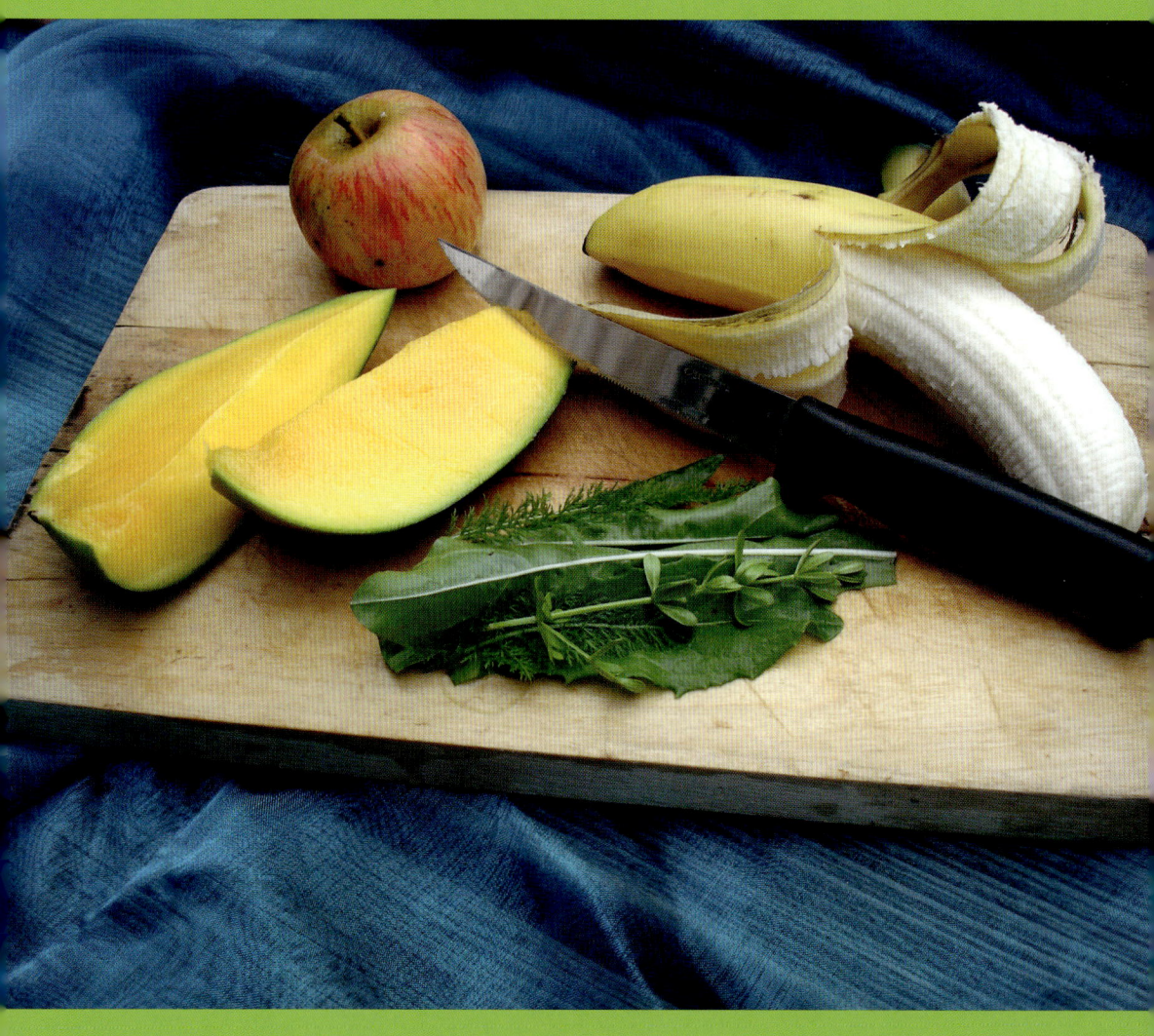

Ran an den Mixer!

Mixen Sie sich Ihren ersten Smoothie

Alles, was Sie brauchen, ist ein Mixer, dann können Sie noch heute loslegen! Pflücken Sie einige Wildpflanzen auf einer nahen Wiese und geben Sie sie mit etwas reifem Obst und Wasser in den Mixer, dann können Sie schon Ihren ersten Smoothie genießen. Hier folgt ein einfaches Rezept für den Einstieg in die Welt der köstlichen Smoothies:

Grundrezept
Eine reife Banane und ein kleiner Apfel (oder Birne)
Eine Handvoll Brennessel- und Löwenzahn-Blätter
Ein halber Liter Wasser
Das ergibt etwas mehr als einen Liter süß-herben Smoothie.

Vielleicht wird der Smoothie am Anfang dank der etwas herben Wildpflanzen ungewohnt schmecken; geben Sie sich deswegen mehrmals Gelegenheit, Wildkräuter-Smoothies zu kosten. Die meisten Menschen brauchen ein bis zwei Wochen, um sich an die exquisite Geschmacks-Mischung von Früchten und Grünem zu gewöhnen.

Die Hauptzutaten im Wildkräuter-Smoothie sind immer reife Früchte, Wildpflanzen und Wasser. Verwenden Sie dabei ungefähr gleich viel an Früchten und Kräutern. Alle anderen Zutaten sind nicht so wichtig, auch wenn sie Ihrem Gaumen interessante und köstliche Smoothie-Erlebnisse bescheren können – wie Sie im Rezeptteil sehen werden.

> Die frisch gepflückten Wildkräuter sind die wichtigste Zutat im Smoothie!

Der innere „Hausputz"

Dank der vielen Nährstoffe sind die Wildkräuter der wichtigste Bestandteil des Smoothies und sollten ungefähr die Hälfte der Zutaten bilden. Wenn Sie sich allerdings in den letzten Monaten nicht besonders gesund ernährt haben oder nicht gewohnt sind, Wildkräuter zu essen, kann es sinnvoll für Sie sein, langsam zu beginnen und zu Beginn etwas weniger zu sich zu nehmen. Die Wildpflanzen enthalten so viele Nähr- und Vitalstoffe, dass der Körper diese geballte Zufuhr nicht gewohnt ist und sich erst umstellen muss. Der Stoffwechsel wird angeregt; alte Schlacken und Ablagerungen werden aus dem Gewebe gelöst, und wenn diese Ablagerungen im Blut zirkulieren, können sie für einige Stunden oder Tage das Wohlbefinden beeinträchtigen. Hier sind die häufigsten Entgiftungs-Symptome:

- Abgeschlagenheit
- Müdigkeit
- Kopfschmerzen
- Frieren
- unangenehmer Körpergeruch
- niedriger Blutdruck
- schlechte Konzentrationsfähigkeit
- Reizbarkeit

Das zeigt, wie effektiv und stark die Wildkräuter auf den Organismus einwirken und bis in jede Zelle hinein ihren „Hausputz" machen. Wenn Sie sich also zu Beginn nicht ganz auf der Höhe fühlen, ist das ganz normal und langfristig sogar positiv. Denn Ihr Körper reinigt sich, und nach einigen Tagen werden Sie – wenn dieser Ballast Ihren Körper verlassen hat – mehr Energie haben, sich wohler fühlen und frischer und strahlender aussehen. Trinken Sie mehr Wasser als sonst, damit die Schlacken schnell wieder ausgeschieden werden und nehmen Sie sich Zeit, sich auszuruhen und zu entspannen.

Wenn allerdings die Symptome zu störend sind und Sie mitten im stressigen Alltag stehen, gehen Sie die Wildpflanzen lieber etwas langsamer an. Nehmen Sie die Hälfte der in den Rezepten ausgeschriebenen Menge an Wildkräutern. So entgiftet Ihr Körper langsam und kann sich in Ruhe umstellen. Normalerweise hat sich das nach einer Woche – allerspätestens nach zwei Wochen – wieder reguliert, so dass Sie dann anfangen können, mehr Kräuter für Ihren Smoothie zu nehmen.

> Hören Sie nicht auf, Wildkräuter-Smoothies zu trinken, auch wenn Sie anfangs Entgiftungssymptome haben. Ansonsten würden Sie den körperlichen Reinigungsprozess unterbrechen.

Der leckere flüssige Snack für zwischendurch

Grundsätzlich sind die Wildkräuter-Smoothies nicht als spezielle Diät gedacht, die Sie streng einzuhalten haben. Trinken Sie sie wie einen kleinen flüssigen Snack, wann immer Sie möchten, am besten allerdings zwischen den Mahlzeiten. Da die Inhaltsstoffe sehr fein im Smoothie verteilt sind, werden sie schnell vom Körper aufgenommen und verdaut. Um das nicht zu beeinträchtigen, ist es besser, den Smoothie nicht unmittelbar vor oder nach einem reichhaltigen Essen zu trinken. Aber natürlich können Sie – wenn Sie möchten – auch einzelne Mahlzeiten durch den Wildkräuter-Smoothie ersetzen. Der Smoothie ist eine vollständige hochqualitative Rohkost-Mahlzeit.

Kaufen Sie Obst in Bioqualität

Die Wildkräuter holen Sie sich direkt von der Wiese, doch wie sieht es mit den Früchten aus? Achten Sie auch beim Obst und Ihren sonstigen Zutaten auf

Bio-Qualität. Dann schmecken die Früchte besser und sind weder genmanipuliert, noch radioaktiv bestrahlt oder mit Pestiziden behandelt worden. Der Preis ist zwar etwas höher, aber im Gegenzug bekommen Sie ja schon die Wildkräuter von der Natur geschenkt. Lassen Sie sich beim Smoothie machen auch davon inspirieren, was gerade Saison hat. Im Sommer leckere Beeren verschiedenster Sorten, im Herbst Äpfel, Birnen und Pflaumen.

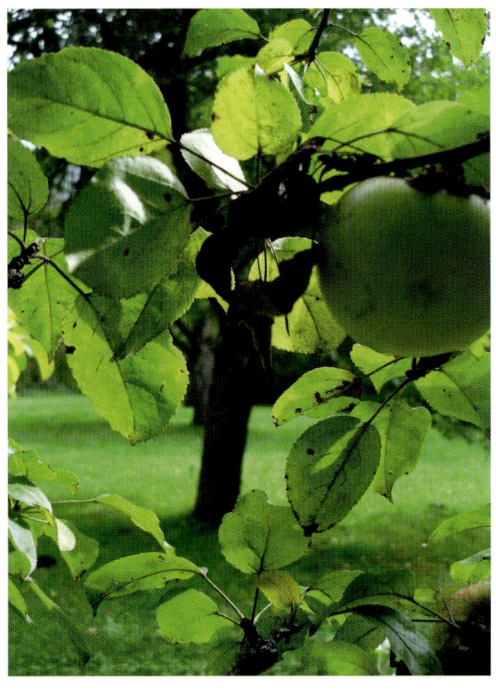

Das Mixen

Für den Anfang nehmen Sie einfach Ihren gewohnten Mixer daheim. Wenn Sie mit den Smoothies Feuer gefangen haben, können Sie sich immer noch überlegen, ob Sie sich einen leistungsfähigeren Mixer zulegen möchten. Schneiden Sie das Obst und größere Blätter in mittelgroße Stücke, damit machen Sie dem Mixer das Pürieren leichter. Fangen Sie mit einer niedrigen Drehzahl an und steigern diese dann. Meist braucht man nicht länger als 30 bis 60 Sekunden, dann ist Ihr Smoothie gut gemixt. Wenn Sie zu lange mixen, wird der Inhalt unnötig erwärmt.

Brauchen wir Fett im Smoothie?

Sie müssen kein Fett – in Form von Ölen – hinzufügen, um die fettlöslichen Vitamine im Smoothie voll aufnehmen zu können. Da wir in der Regel zu anderen Mahlzeiten genügend Fette zu uns nehmen, sind unsere Zellen ausreichend mit Fettsäuren gesättigt, um die Vitamine zu verstoffwechseln. Sowieso enthalten die Blätter und sonstigen Zutaten auch eine kleine Menge an Fett.

Wasser

Wenn Ihnen das Leitungswasser in Ihrer Region schmeckt, nehmen Sie einfach dieses. Leitungswasser ist in Deutschland hervorragend kontrolliert. Um die Qualität noch mehr zu steigern, können Sie es auch von Schadstoffen filtern oder vor dem Gebrauch mit Edelsteinen in einer Karaffe stehen lassen, damit das Wasser die Energie der Steine aufnimmt.

Eine Alternative ist, dass Sie sich in Ihrer Gegend umhören, ob es in der Nähe eine anerkannte Heilquelle gibt. Ich hole regelmäßig Wasser aus einer offenen Quelle im Südschwarzwald, der man heilende Kräfte zuschreibt. Das Wasser kommt direkt tief aus dem Boden und schmeckt einfach köstlich.

Der Schaum auf dem Smoothie

Vielleicht wundern Sie sich, dass sich beim Mixen manchmal Schaum auf dem Smoothie bildet. Das liegt an den sogenannten Saponinen, die in manchen Pflanzen enthalten sind. Sie wirken schleimlösend und sind für Menschen gesundheitlich sehr wohltuend. Trinken Sie einfach den Schaum mit. Wenn Sie den Smoothie stehen lassen, löst er sich auch innerhalb einer halben Stunde auf.

> Da der Smoothie nach einigen Stunden Aufbewahrung leicht eindickt, können Sie vor dem Trinken noch etwas Wasser hinzugeben und gut durchrühren. Erneutes Mixen ist hingegen nicht nötig

Sofort oder später trinken?

Am besten ist es, den Smoothie direkt nach dem Mixen zu trinken, so bekommen Sie das Maximum der enthaltenen Nährstoffe. Doch da die Wildpflanzen voller Antioxidantien sind, die fein gemixt im Smoothie verhindern, dass das Getränk oxidiert, d.h. schnell schlecht wird, hält sich der Smoothie bis zu drei

Tagen im Kühlschrank frisch. Wenn Sie nicht die Zeit haben, täglich Wildkräuter pflücken zu gehen, können Sie sich einfach Ihren Bedarf an Smoothies für zwei bis drei Tage vorbereiten und gekühlt aufbewahren.

Wenn Sie den Smoothie erst nach einigen Stunden trinken, werden Sie auch feststellen, dass der Geschmack der Wildkräuter intensiver wird; er zieht sozusagen durch.

Geeignete Zutaten

Früchte

Sie können alle heimischen und tropischen Obstsorten verwenden. Achten Sie darauf, dass die Früchte reif sind und Bioqualität besitzen. Die meisten Früchte können Sie auch mit den Kernen in den Mixer tun, wie Äpfel, Trauben, Orangen, Aprikosen, Papayas oder Zitronen. Entfernen Sie die Kerne von anderen Früchten, da sie zu viel Blausäure enthalten können.

Wenn Sie verschiedene Wildkräuter-Smoothies ausprobiert haben, werden Sie so nach und nach Ihre Lieblings-Obstsorten für Ihre Smoothies herausfinden. Ich liebe zum Beispiel Ananas, aber nicht im Smoothie; ich finde den Nebengeschmack unangenehm. Ebenso bevorzuge ich Melone lieber pur; ein wahrer Genuss im Sommer! Im Smoothie hingegen geht mir der Melonengeschmack zu sehr unter. Sehr lecker finde ich Apfel, Birne, Pflaumen, Banane, Beeren und noch viele andere Früchte mehr. Probieren Sie verschiedene Früchte aus und finden Sie Ihre besonderen Vorlieben heraus, damit Sie Ihre Smoothies immer mit Genuss trinken!

Alle roten Beeren sind sehr lecker im Smoothie, färben ihn aber zusammen mit dem Grün der Wildpflanzen braun. Vielleicht sollte dies nicht der erste Smoothie für Ihre Gäste sein.

Wildkräuter

Ich hoffe sehr – sofern Sie das Kapitel über die Wildkräuter schon gelesen haben – dass Sie schon richtig Lust bekommen haben, in die Natur hinaus sammeln zu gehen. Dreizehn der wichtigsten Kräuter habe ich in diesem Buch beschrieben, aber natürlich gibt es noch viele mehr. Wenn Sie noch weitere Wildpflanzen sicher erkennen und bestimmen können, können Sie diese natürlich ebenso für Ihren Smoothie ernten.

Wichtig ist dabei, dass Sie nicht zu viel von nur einer Pflanze zu sich nehmen, sondern verschiedene Wildpflanzen verwenden (zu viel wäre zum Beispiel, wenn Sie drei Monate ausschließlich Wegerich ernten und keine andere Pflanze hinzunehmen). Jede Pflanze hat ihr eigenes Nährstoff-Profil, und indem Sie unterschiedliche Pflanzen essen – oder besser gesagt: trinken – versorgen Sie sich ausgewogen mit all den Inhaltsstoffen, die Ihr Körper benötigt.

Blätter von Bäumen und Beerensträuchern

Die frischen jungen Triebe der Bäume und Sträucher im Frühling sind wahre Nährstoffbomben, die Sie wunderbar für Ihren Smoothie pflücken können. Auch da ist es sehr wichtig, dass Sie den Baum oder Strauch sicher bestimmen können; ansonsten ernten Sie lieber nichts.

Frische junge Blätter der folgenden Bäume eignen sich im Smoothie und sind ausgesprochen lecker: Walnuss, Esche, Linde, Birke, Buche, Ahorn, Weißdorn, Wilder Wein,

Junge Weinblätter

Kastanie. Zudem natürlich die jungen Triebe von Obstbäumen wie Apfelbaum, Birnbaum, Pflaumenbaum und anderen. Auch eignen sich auch die jungen grünen Blätter von Himbeere, Brombeere, Heidelbeere, Stachelbeere und anderen Beerensträuchern.

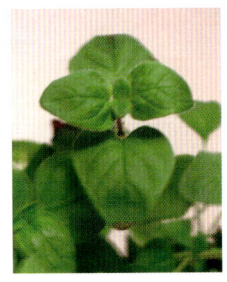

Gartenkräuter

Natürlich können Sie auch gelegentlich Ihre Garten- und Balkonkräuter zu den Wildkräutern hinzumischen. Salbei, Basilikum, Thymian, Oregano und viele andere mehr besitzen nicht ganz die Kraft der Wildkräuter, haben aber doch bestimmte förderliche Inhaltsstoffe. Oft schmecken sie sehr aromatisch, deswegen sollte man sie sparsam verwenden, da sie sonst zu dominant im Smoothie werden.

Grüne Blätter von Kulturpflanzen

Vor allem zu Beginn, wenn Sie noch nicht die volle Ration Wildpflanzen für Ihren Smoothie verwenden, oder wenn es tiefer Winter ist und nichts in der Natur zu finden ist, können Sie auch etwas Grün von unseren Kulturpflanzen dazu geben. Geeignet sind alle Pflanzen mit grünen Blättern wie Spinat, Kohl, Mangold, Salat oder Rucola. Auch alle grünen Blätter von Wurzelgemüse wie z.B. von Roter Beete oder Karotten können Sie dazu geben. Da wir diese

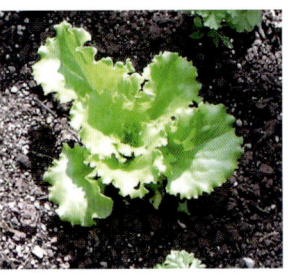

grünen Blätter meist wegwerfen, ist das auch eine sinnvolle Verwendung für sie. Meist haben diese sogar mehr Nährstoffe als die Knolle selbst.
Zudem sind folgende Fruchtgemüse lecker in einem würzigen Smoothie: Avocado, Gurke, Paprika, Tomate, Zucchini.

Nüsse, Samen und Kerne

Nüsse, Samen und Kerne haben einen hohen Anteil an essentiellen Fettsäuren und sind gelegentlich sehr lecker im Smoothie. Damit wird Ihr Smoothie sehr sämig, reichhaltig und damit auch sättigend. Geben Sie zu den sonstigen Zutaten einen Esslöffel Sesam, Sonnenblumenkerne, Walnüsse oder sonstige Nüsse und Samen hinzu. Wenn Sie einen Smoothie mit Nüssen stehen lassen, kann er etwas verklumpen und Sie müssen ihn vor dem Trinken nochmals gut durchschütteln.

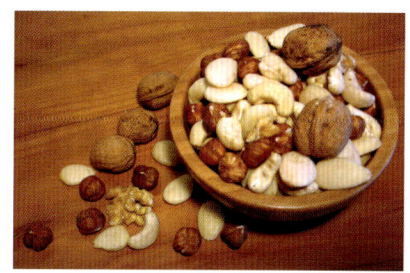

Süßungsmittel

Manche Smoothies schmecken noch köstlicher, wenn sie etwas süßer sind. Ein sehr guter natürlicher Süßstoff ist Stevia. Aus den Blättern dieser Pflanze wird ein Süßungsmittel gewonnen, das 300 mal süßer ist als Zucker und gesundheitlich als vollkommen unbedenklich gilt. Stevia gibt es flüssig oder in Tablettenform; es ist inzwischen überall erhältlich, sogar in Discountern.
Hier sind einige weitere geeignete Süßungsmittel, die Sie in Maßen in Ihren Smoothie geben können: Honig, Birnendicksaft, Agavendicksaft, Ahornsirup und süßes Trockenobst wie Datteln oder Rosinen, die Sie im Smoothie mitmixen.

Trockenfrüchte

Trockenfrüchte wie getrocknete Pflaumen, Aprikosen und Datteln sind vitalstoffreich und besitzen viel natürliche Süße, wie gerade erwähnt. Allerdings sollte man sie vor dem Mixen eine Stunde einweichen, außer sie sind noch wie z.B. Pflaumen noch relativ saftig.

Gewürze

Eine kleine Prise von einem besonderen Gewürz kann Ihrem Smoothie geschmacklich das besondere Etwas verleihen. Hier einige Gewürze, die ich gerne nutze: Chili, Ingwer (im Winter schön wärmend), Vanille, Zimt, Kardamom, Meerrettich, Salz, Pfeffer.

Superfood

Superfood nennt man natürliche Lebensmittel, die über einen besonders hohen und konzentrierten Anteil an wertvollen Inhaltsstoffen verfügen. Es gibt zahlreiche Superfood-Lebensmittel aus verschiedenen Kulturen, die als besonders wichtig und gesund gelten. Bei den Chinesen zum Beispiel ist die Goji-Beere sehr beliebt, bei den Koreanern der wertvolle Ginseng oder bei den Inkas die Kakaobohne.

Nun kann man die Wildkräuter selbst zu den Superfood-Lebensmitteln hinzurechnen, und im Grunde brauchen die Wildkräuter-Smoothies kein weiteres

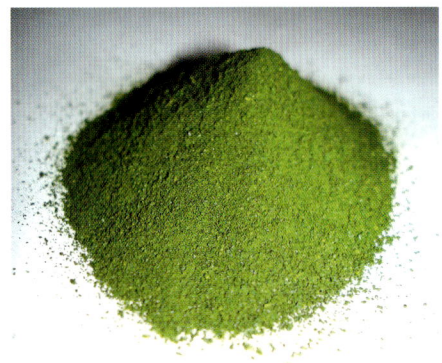

„Aufpeppen". Doch wenn Sie Freude daran finden, Ihren Trunk mit noch mehr Power auszustatten, können Sie hin und wieder etwas von den folgenden Superfoods hinzu geben: Acerola, Aloe Vera, Bienenpollen, Camu-Camu, Chia-Samen, Cranberry, Ginseng, Goji-Beeren, Granatapfel, Hanf, roher Kakao, Kokosnussöl, Maca, Noni-Saft, Propolis und einige weitere mehr. Alle diese Superfoods haben ganz besondere Kräfte, die Ihrem Smoothie noch einen extra Kick geben können.

Besonders möchte ich auf die sehr nährstoffreichen Algen wie Spirulina und Chlorella

Spirulina-Pulver

hinweisen. Chlorella vor allem ist sehr gut, um die anfängliche Entgiftungsreaktion abzufangen. Im Winter, wenn es wenig Grün gibt, gebe ich gerne Spirulina oder Chlorella in meinen Smoothie. Ein weiterer sehr wertvoller Zusatz – ebenfalls im Winter – ist Weizen- oder Gerstengraspulver.

Ungeeignete Zutaten

Pflücken Sie vor allem keine Wildpflanzen, die Sie nicht sicher zuordnen können. Obwohl die meisten Pflanzen bei uns in der Natur essbar sind, gibt es doch einige, die unangenehm bis lebensgefährlich für uns werden können.
Wurzelgemüse wie Kartoffeln, Knollensellerie, Radieschen, Rote Beete, Karotten und Schwarzwurzeln sind ungeeignet im Smoothie, da sie zum Teil roh nicht essbar sind und zudem Stärke enthalten.
Auch anderes Gemüse wie Grüne Bohnen, Aubergine, Brokkoli, Fenchel, Kohlrabi, Kürbis, Lauch, Pilze oder Rettich sollten Sie nicht in den Mixer geben.

Welcher Mixer?

Auch wenn Sie mit einem einfachen Mixer schon einen halbwegs guten Eindruck von der wohltuenden Wirkung von Wildkräuter-Smoothies bekommen können, haben Sie doch vielleicht nach einiger Zeit Lust auf wirklich cremige und sehr feine Smoothies, die einfach besser schmecken.
Dazu brauchen Sie einen leistungsfähigeren Mixer mit mindestens 30.000 Umdrehungen pro Minute (damit ist das Messer im Mixer gemeint), der mühelos alle harten Kerne und störrischen grünen Blätter zerkleinern kann. Die besten Mixer sind der Vitamix (ab 600 Euro) und der Revoblend (ab 500 Euro), die

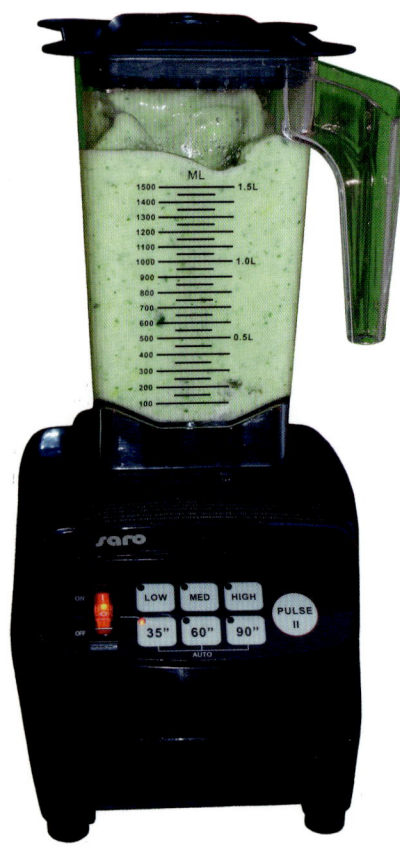

beide sehr gut sind und keinerlei Wünsche offen lassen.

Bei meiner Suche nach einem günstigeren Gerät, das ich empfehlen kann, bin ich auf einen Mixer gestoßen, mit dem ich bis heute sehr zufrieden bin: der Gastronomiemixer JTC Omniblend Modell TM800V (von Saro). Dieser Mixer ist dem Vitamix sehr ähnlich und püriert in drei Geschwindigkeiten bis zu 38.000 Umdrehungen pro Minute. Im Vergleich mit den anderen Mixern ist er relativ günstig; ab 230 Euro kann man ihn im Internet bestellen.

Im Vergleich zu den einfachen Mixern, mit denen ich am Anfang Smoothies hergestellt habe, ist es ein Unterschied wie Tag und Nacht. Ein guter Mixer lohnt sich: für Ihre Gesundheit und für Ihren Genuss beim Trinken.

Geben Sie den Mixer niemals in die Spülmaschine, sondern spülen Sie den Mixer direkt nach der Zubereitung des Smoothies mit Wasser aus.

Leckere Wildkräuter für Hunde

Wildkräuter sind nicht nur etwas für uns Menschen, auch unsere Haustiere brauchen regelmäßig frisches Grün in ihrer Nahrung. Meine Hündin bekommt von Frühling bis Herbst regelmäßig kleingeschnittene oder pürierte Wildkräuter in ihr Essen gemischt. Im Winter gibt es statt der frischen Kräuter jeden Tag getrocknete Brennesselsamen, die ihr Fell wunderschön glänzend machen, wie man auf diesem Foto sieht.

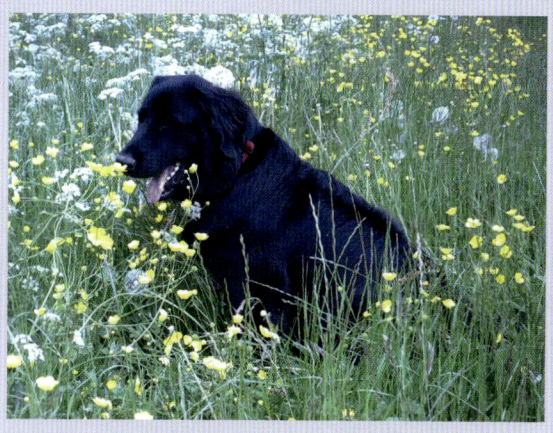

Außer dem Gundermann, der für Hunde und einige andere Tiere giftig ist, können Hunde alle in diesem Buch beschriebenen Wildkräuter zu sich nehmen. Vor allem die nährstoffreichen Brennesseln und der Löwenzahn sind für Hunde ein leckerer Zusatz, der hilft, sie gesund und fit zu halten.

Am besten wälzen Sie die Brennesseln, bevor Sie sie kleinschneiden, in einem Tuch, so dass die feinen Brennhärchen abbrechen und sie nicht mehr „brennen", und mischen sie danach gut ins Essen. Sie können die geernteten Kräuter auch pürieren – natürlich ohne Obst und mit nur wenig Wasser – und den grünen Brei in einem Eiswürfelfach einfrieren. So können Sie die feinen Kräuterwürfel ganz nach Bedarf für das Hundeessen auftauen.

Wichtig: Außer dem Gundermann sind auch Avocados, Kakao, Weintrauben und Rosinen giftig für Hunde.

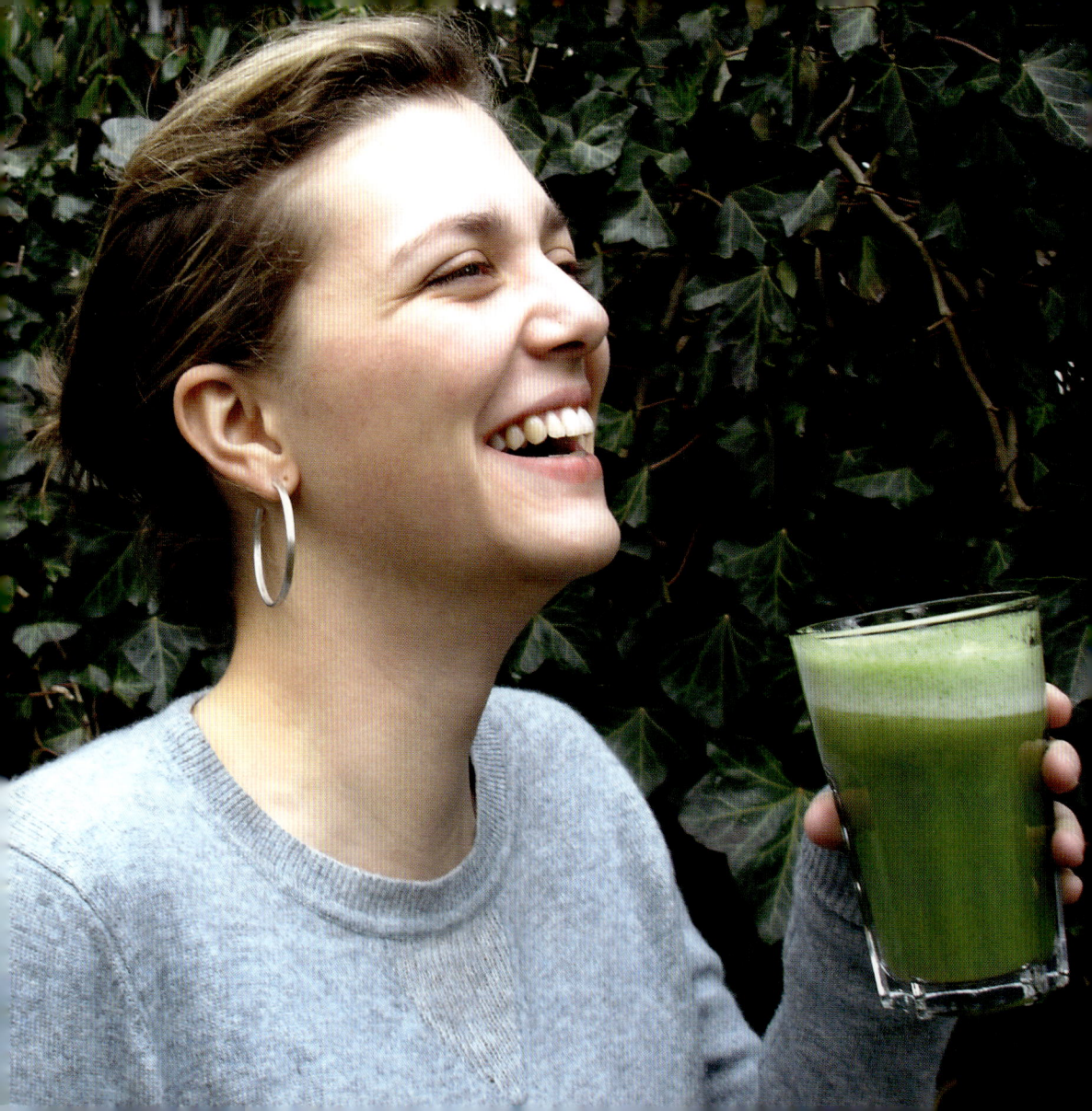

Wildkräuter-Smoothie-Rezepte

Kreieren Sie Ihre eigenen Rezepte

Die Hauptzutaten im Wildkräuter-Smoothie sind – wie schon erwähnt – Wildkräuter, reifes Obst und Wasser. Schneiden Sie das Obst immer in mittelgroße Stücke (z.B. Viertel bei Äpfeln und Birnen); je nach der Leistungsfähigkeit Ihres Mixers kann es sich lohnen, auch das Wildkräuter-Büschel mehrmals durchzuschneiden. Wenn alle Zutaten sich im Mixer befinden, mixen Sie erst auf einer niedrigeren Stufe, dann für kurze Zeit auf höchster Stufe, bis Ihr Getränk schön fein verteilt ist.

Sie können unter so vielen Obstsorten, Wildkräutern und sonstigen Zusätzen wählen, dass Ihrer Kreativität kaum Grenzen gesetzt sind. Mixen Sie Ihre Lieblings-Obstsorten mit den Kräutern, die Sie in Ihrem Garten oder beim Spazierengehen finden und lassen Sie es langsam angehen, den Anteil der Wildkräuter zu erhöhen. An den „grünen", oft etwas herben Geschmack der Wildpflanzen muss man sich erst einmal gewöhnen. Deshalb sind die süßen Smoothies am Anfang auch besser geeignet als die herzhaften.

> Die einfachen Smoothies sind schmackhaft und werden auch am besten vertragen. Mixen Sie zwei Obstsorten mit wenigen Wildkräutern und geben Sie nur hin und wieder zusätzliche Genussmittel hinzu.

Wenn Sie Freude daran haben, sich an ausgefallenen Mixturen mit ungewöhnlichen Obstsorten und Zusätzen zu versuchen, können Sie sich gerne am Mixer austoben. Diese Smoothies sind ebenso lecker und gesund wie alle anderen, sie erfordern nur etwas mehr Aufwand und Kosten.

Doch wenn Sie gerade nicht so viel Energie investieren möchten, halten Sie es einfach. Das ist ja der große Vorteil der Wildkräuter-Smoothies: zwei bis drei

Obstsorten, ein bis drei Wildkräuter, Wasser, und schon ist der tägliche einfache Smoothie fertig.

Der folgende Rezepte-Teil ist bewusst kurz gehalten, da ich nicht so sehr die Rezepte, sondern das Prinzip dahinter vermitteln möchte. Die Rezepte sind Vorschläge, die Sie natürlich jederzeit abändern können. Wenn Sie zum Beispiel keinen Apfel im Haus haben, ersetzen Sie ihn durch anderes Obst oder lassen Sie ihn einfach weg. Gehen Sie spielerisch mit den Rezepten um, so dass Sie den Spaß am Smoothie machen nicht verlieren.

> Wenn Sie sehr wenig Wasser in den Mixer hinein geben, haben Sie kein Getränk, sondern einen grünen Pudding, den Sie mit dem Löffel wie einen Brei essen können. Eine feine Alternative für Leckermäuler

Süße Wildkräuter-Smoothies

Für die folgenden Rezepte veranschlage ich ca. 0.5 bis 0.8 Liter Wasser. Entscheiden Sie selbst, wie konzentriert Sie Ihren Smoothie trinken möchten und probieren Sie unterschiedliche Wassermengen aus.

Banane-Mango-Giersch-Smoothie
Eine Banane, eine halbe Mango, ein bis zwei Handvoll Giersch.
Dies ergibt einen süßen, eher milden Smoothie.

Orangen-Spitzwegerich-Smoothie
Zwei Orangen, eine Birne, eine Handvoll Spitzwegerich, drei eingeweichte Datteln, etwas Honig.
Dies ergibt einen leckeren süßen Smoothie.

Banane-Brennessel-Smoothie

Eine Banane, 0.4 l Orangensaft, eine Handvoll Brennesseln, ein paar Blätter Löwenzahn, etwas Minze, Stevia nach Bedarf.

Dies ergibt einen süßen, eher milden Smoothie.

Grapefruit- Löwenzahn-Smoothie

Eine Grapefruit, eine halbe Banane, ein paar Blatt Pfefferminze und Zitronenmelisse, eine Handvoll Löwenzahnblätter, Stevia nach Bedarf.

Dies ergibt einen etwas herberen, süß-sauren Smoothie.

Beeren-Wildkräuter-Smoothie

Zwei Handvoll rote Beeren wie Johannisbeeren, Himbeeren, Erdbeeren, zwei Handvoll verschiedene Kräuter, wie Spitzwegerich, Löwenzahn, Wiesen-Labkraut.

Dies ergibt einen feinen Smoothie mit nicht ganz so hübscher Farbe, dafür um so schmackhafter.

Banane-Apfel-Schafgarbe-Smoothie

Eine halbe Banane, ein halber Apfel, eine Nektarine, eine Handvoll Schafgarbe, mehrere Gänseblümchen, einen Esslöffel Leinsamen, ein Esslöffel Sonnenblumenkerne.

Dies ergibt einen sämigen, etwas herben Smoothie.

Trauben-Pflaumen-Brennessel-Smoothie

Eine Handvoll Trauben, ein paar Pflaumen, eine Handvoll Brennesseln, Zitronensaft, ein bisschen Kurkuma, ein Stückchen Ingwer.

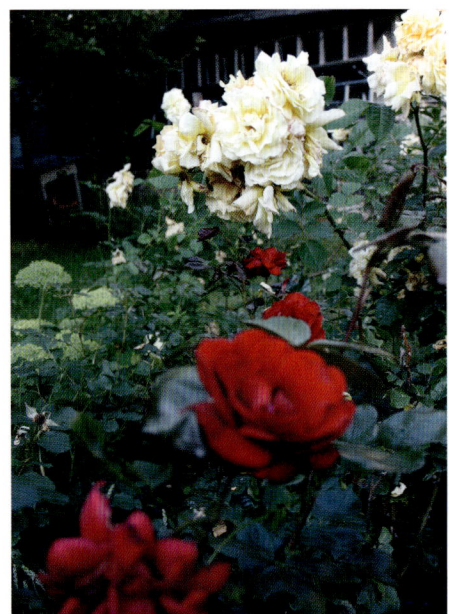

Dies ergibt einen fruchtigen Smoothie mit feiner Gewürznote.

Aprikosen-Wildkräuter-Smoothie

Fünf Aprikosen, eine Orange, ein halber Apfel, ein bis zwei Handvoll Kräuter von der Wiese, wie Gundermann, Schafgarbe, Brennessel, ein Esslöffel Sonnenblumenkerne, Zitronensaft, ein paar Basilikumblätter, Stevia nach Bedarf.

Dies ergibt einen fein aromatisierten, süßsauren Smoothie.

Birnen-Mandelmus-Wildkräuter-Smoothie

Zwei Birnen, einen Apfel, ein bis zwei Handvoll Kräuter, wie Brennessel oder Giersch, zwei Esslöffel Mandelmus, Zitronensaft, ein Blatt Salbei, ein Stückchen Ingwer.

Dies ergibt einen milden Smoothie mit feiner Note.

Beeren-Rosen-Kräuter-Smoothie

Eine Handvoll Beeren, eine Birne, mehrere Löwenzahnblätter, mehrere junge Himbeer- oder Brombeerblätter, mehrere Rosenblätter (von natürlich gedüngten Rosen), ein Löffel Honig, ein kleines Stückchen Vanille (von einer Vanillestange ausgekratzt).

Dies ergibt einen exquisiten, süßen Smoothie.

Es ist heute ganz in Vergessenheit geraten, dass die Rose einst als Heilpflanze galt. Die Blätter der Rosenblüte sind eine exquisite Zutat zum Smoothie, die der Naturheilkunde nach bei Asthma hilft.

Herzhafte, pikante Wildkräuter-Smoothies

Herzhafte Smoothies enthalten nur wenige oder keine süßen Früchte. Meist erfolgt der Einstieg in die Wildkräuter-Smoothie-Welt leichter mit den süßen Smoothies. Aber nach einigen Wochen möchten Sie vielleicht auch die herzhafteren Smoothies probieren. Wie bei den süßen Smoothies können Sie auch hier die Rezepte variieren und abändern, je nachdem was Sie gerade zu Hause haben oder was Ihnen schmeckt. Auch hier veranschlage ich 0,5 bis 0,8 l Wasser pro Rezept.

Wildkräuter-Avocado-Smoothie

Ein bis zwei Handvoll verschiedene Wildkräuter, eine Avocado, etwas Oregano, Basilikum, Meerettich und Zitrone, eine Prise Salz.

Dies ergibt einen herzhaften, leicht scharfen (durch den Meerettich) Smoothie.

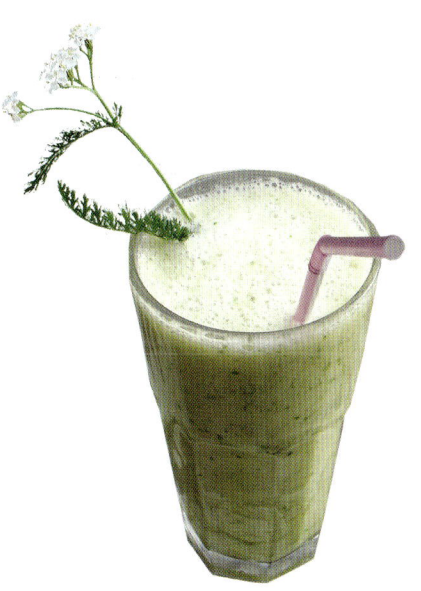

Wildkräuter-Birnen-Chili-Smoothie

Ein bis zwei Handvoll verschiedene Wildkräuter, eine halbe Gurke, eine große Birne, zwei Kiwis, ein Esslöffel Leinsamen, mehrere Prisen Chili, ein Stückchen Ingwer.

Dies ergibt einen zugleich pikanten, scharfen und süßen Smoothie.

Wildkräuter-Gurken-Smoothie
Ein bis zwei Handvoll Wildkräuter, eine Gurke, ein halber Bund Petersilie, Pfeffer, Zitronensaft, eine Prise Salz.
Dies ergibt einen einfachen, herzhaften Smoothie.

Brennessel-Ingwer-Smoothie
Eine Handvoll Brennesseln, etwas Spinat oder Giersch, etwas Petersilie, eine halbe Banane, mehrere Datteln, ein daumengroßes Stück Ingwer, eine Prise Kardamom, eine Prise Chili, eine Prise Zimt, eine Prise Salz.
Dies ergibt einen äußerst raffinierten süß-scharfen Smoothie.

Wildkräuter-Gemüse-Smoothie
Eine Handvoll Wildkräuter, eine Avocado, eine halbe Handvoll Staudensellerie (Blätter oder Strunk), eine Tomate, eine halbe Zwiebel (ausnahmsweise), Zitronensaft, eine Prise Pfeffer, eine Prise Salz.
Dies ergibt einen leckeren herzhaften Smoothie, der spanischen Gazpacho ähnlich.

Löwenzahn-Paprika-Smoothie
Eine Handvoll Löwenzahn, mehrere Blätter Giersch oder Schafgarbe, eine halbe Gurke, eine große Paprika, eine Prise Chili, mehrere getrocknete Aprikosen, Zitronensaft, ein Esslöffel Sonnenblumenkerne, Honig zum Abschmecken.
Dies ergibt einen süß-scharf-herben Smoothie.

Wildkräuter-Tomaten-Smoothie
Eine Handvoll Wildkräuter, vier Tomaten, etwas Staudensellerie, eine kleine Birne, etwas Petersilie und Basilikum, eine Prise Chili, eine Prise Salz.
Dies ergibt einen feurigen, pikanten Smoothie.

Bärlauch-Avocado-Smoothie

Eine Handvoll Bärlauch, etwas Knoblauchsrauke, Spitzwegerich und Gänseblümchen, mehrere Basilikumblätter, eine Avocado, eine Dattel, etwas Salz
und Pfeffer.
Dies ergibt einen würzigen, sämigen Smoothie.

Diese Rezepte sollen Ihre Kreativität anregen und Ihnen noch weitere Ideen
geben, wie man Wildkräuter, Obst und Gemüse zu köstlichen Getränken kom-
binieren kann. Wenn Sie ein paar Wochen dabei bleiben, werden Sie schnell
spüren, wie gut Ihnen die Wildkräuter-Smoothies tun und wieviel besser Sie
sich fühlen. Ich wünsche Ihnen viel Freude beim Sammeln und Mixen!

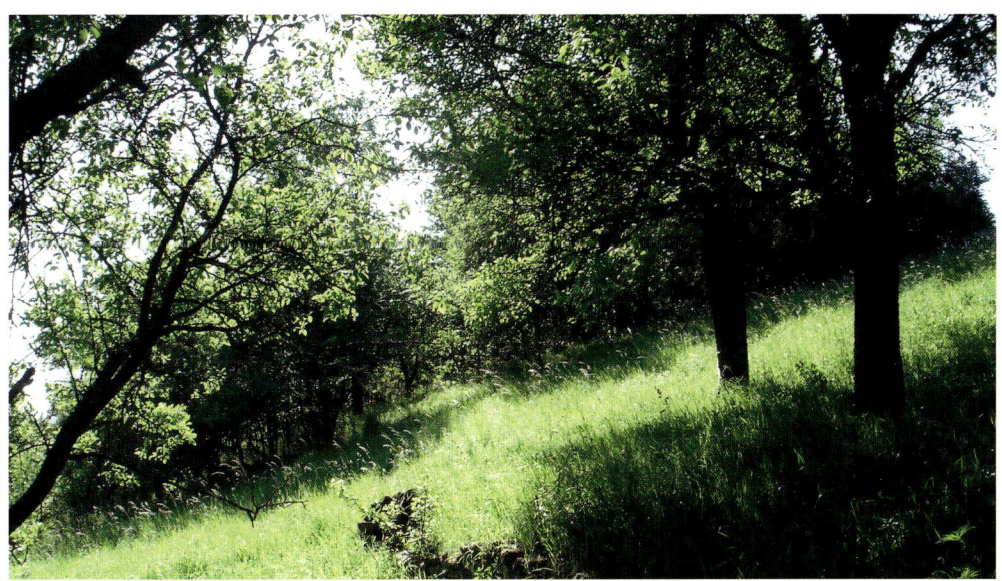

Erntekalender

	Januar	Februar	März	April	Mai	Juni
Brennessel			■	■	■	■
Löwenzahn			■	■	■	■
Schafgarbe			■	■	■	■
Bärlauch			■	■		
Knoblauchsrauke			■	■	■	■
Roter Wiesenklee				■	■	■
Wiesen-Labkraut			■	■	■	■
Giersch				■	■	■
Spitzwegerich			■	■	■	■
Gänseblümchen			■	■	■	■
Gundermann			■	■	■	■
Weiße Taubnessel			■	■	■	■
Wilder Frauenmantel				■	■	■

Juli	August	Sept.	Okt.	Nov.	Dez.

Inhaltsstoffe der Wildpflanzen

Ätherische Öle
Ätherische Öle kommen in vielen Pflanzen vor, in den Stängeln, Blättern, Blüten und auch in den Wurzeln. Sie setzen sich aus sogenannten sekundären Pflanzenstoffen (sekundär deswegen, weil sie für die Pflanze nicht lebensnotwendig sind) zusammen, die einen hohen therapeutischen Nutzen haben. Oft haben die Pflanzenbestandteile einen starken und meist sehr angenehmen Geruch. Die Wirkungsweise der ätherischen Öle ist sehr vielfältig. Viele wirken antiseptisch, antibakteriell und entzündungshemmend. Darüber hinaus können sie harntreibend, krampflösend und anregend auf die Verdauungsorgane und Leber und Galle wirken. Gewonnen werden sie meist durch Dampfdestillation.

Bitterstoffe
Bitterstoffe sind der Oberbegriff für verschiedene chemische Gruppen, die sich dadurch auszeichnen, dass sie bitter schmecken. Sie regen stark die Ausscheidung von Enzymen im Speichel an, die den Körper stärken. Auch die Drüsen im Verdauungssystem werden angeregt, was eine bessere Verdauung bewirkt. Insgesamt stärken sie das Abwehrsystem des Menschen. Kaffee und Löwenzahn enthalten viele Bitterstoffe.

Carotinoide
Dies ist der Überbegriff für viele verschiedene Farbstoffe, die eine gelbe bis rötliche Farbe verursachen. Sie kommen in Pflanzen und Bakterien, aber auch in Haut und Schale von verschiedenen Tieren und in den Federn und Eiern von Vögeln vor. Das bekannteste Carotinoid ist das Provitamin A, was in der Karotte

vorkommt. Sie haben alle eine antioxidative Wirkung und beugen so vielen Erkrankungen wie Krebs, Herz- und Kreislauferkrankungen und Alzheimer vor.

Cholin

Cholin ist ein primärer Alkohol, aus dem einer der wichtigsten Neurotransmitter Acetylcholin gebildet wird. Er findet sich in Gemüse, Getreide, Nüssen und vor allem in Eigelb.

Kumarin

Kumarin ist ein natürlich vorkommender sekundärer Pflanzenstoff, der dem Heu und dem Waldmeister seinen ganz eigenen würzigen Geruch gibt und der in vielen Pflanzen gefunden wird. Sie helfen dem Körper beim Sonnenschutz und fördern die Blutverdünnung, sind aber in größeren Mengen gefährlich für die Gesundheit.

Flavonoide

Flavonoide sind überall in unserer pflanzlichen Nahrung enthalten, vor allem in grünen Blättern (Blütenfarbstoffe gehören auch dazu). Sie sind sekundäre Pflanzenstoffe und wirken antioxidativ, was ihre positive Wirkung für den Menschen erklärt. Sie regen den Kreislauf an und wirken entzündungshemmend und durchblutungsfördernd. Sie wirken auch antiallergisch und antikanzerogen.

Gerbstoffe

Gerbstoffe verbinden sich bei Kontakt mit Eiweiß mit diesen und verändern so ihre Eigenschaften. Sie kommen in vielen Pflanzen vor und wirken entzündungshemmend, zusammenziehend, gegen Bakterien und Viren und neutralisieren auch Gifte. Eine zu hohe Dosis an Gerbstoffen kann schädlich sein.

Kieselsäure

Als Kieselsäure werden die Sauerstoffsäuren des Siliciums bezeichnet. Bestimmte Pflanzengruppen nehmen besonders viel Kieselsäure, die zu den Mineralien gehört, aus der Erde auf. Sie ist unentbehrlich im Körper und fördert das Immunsystem, stärkt das Bindegewebe und die Blutgefäße und wird für den Aufbau von Haut, Haaren und Nägel gebraucht. Sie hemmt auch die Alterungsprozesse im Körper und wirkt gegen Entzündungen.

Mineralien

Mineralien wie z.B. Kalium, Magnesium oder Eisen gehören zu den allerwichtigsten Bausteinen in unserem Körper. Wir können sie nicht selbst produzieren, sondern müssen sie über die Nahrung aufnehmen. Sie sind unerlässlich als Gerüstsubstanz für das Bindegewebe und Knochen und für körpereigene Enzyme und Hormone. Sie aktivieren Stoffwechselprozesse im Körper und regulieren den Wasserhaushalt und haben vielfältigste Funktionen.

Saponine

Die in Pflanzen weit verbreiteten Saponine sind schleimlösende Elemente, die festen Schleim verflüssigen können. Sie werden gerne bei festsitzendem Husten eingesetzt. Sie wirken stärkend und entzündungshemmend und auch hormonstimulierend. Wenn man sie schüttelt (im Mixer) machen sie meist einen seifenartigen Schaum.

Schleimstoffe

Schleimstoffe sind Bestandteil vieler Pflanzen. Sie speichern Wasser und bilden so eine gallertartige Masse. Diese hat dann eine reizmildernde, schützende und feuchthaltende Funktion und wirken reizmildernd auf Haut, Rachenraum, Lungen und Verdauungsorgane.

Senfölglykoside

Senfölglykoside haben eine hautreizende Wirkung und verursachen Entzündungen im Gewebe. Man kann mit ihnen die Blutversorgung an einer bestimmten Stelle fördern. Sie fördern den Abtransport von Schlacken, lindern Gelenkprobleme und haben eine antimikrobielle Wirkung. Sie kommen in Gemüse wie Meerrettich, Rettich und Kapuzinerkresse vor.

Phenole

Phenole sind entzündungshemmende und antiseptische Inhaltsstoffe, die in vielen Pflanzen gefunden werden. Tannin, das zu den Phenolen gehört, gibt zum Beispiel dem Wein seinen ganz eigenen Geschmack und Geruch.

Pflanzliche Hormone

Phytohormone werden in geringen Mengen von allen höheren Pflanzen gebildet. Sie sind organische Verbindungen, die als Botenstoffe Wachstum und Entwicklung der Pflanze steuern und koordinieren. Pflanzen mit viel Phytohormon sind zum Beispiel Hopfen, Rotklee und die Sojabohne. Die pflanzlichen Hormone vor allem bei Menstruations- und Wechseljahresbeschwerden.

Vitamine

Vitamine sind äußerst wichtige organische Verbindungen, die wir mit der Nahrung aufnehmen müssen. Pflanzen brauchen keine Vitamine, sie können sie selbst synthetisieren. Wir Menschen hingegen benötigen 13 verschiedene Vitamine, von denen wir 11 nicht selbst herstellen können, nur Vitamin D und Niacin synthetisieren wir selbst. Vitamine sind an vielen Stoffwechselvorgängen beteiligt und fördern Heilungs- und Regenerationsprozesse. Sie stärken das Immunsystem und sind unverzichtbar beim Aufbau von Zellen, Blutkörperchen, Knochen und vielem mehr.

Hinweis

Die in diesem Buch enthaltenen Informationen wurden sorgfältig recherchiert und nach bestem Wissen und Gewissen wiedergegeben. Die Hinweise zu den Heilwirkungen der Pflanzen ersetzen aber keineswegs die Hilfe und den Rat eines Heilpraktikers oder Arztes. Die Autorin und der Verlag übernehmen aus keinem Rechtsgrund Haftung für unsachgemäße Anwendung, Schäden und Unfälle.

Impressum

Bibliografische Information der Deutschen Bibliothek
Die Deutsche Bibliothek verzeichnet diese Publikation in der Deutschen Nationalbibliografie; detaillierte bibliografische Daten sind im Internet über http://dnb.ddb.de abrufbar.

ISBN 978-3-9815898-0-1

Laye, Evelyne:
Wildkräuter-Smoothies – Pure Kraft aus der Natur.
Mit Beschreibung und Bildern der 13 wichtigsten heimischen Wildkräuter
Fotografien von Gregor Julien Straube und Marcella Danner

Alle Rechte vorbehalten
© 2013 Jadebaum-Verlag, Tübingen
Intenet: www.laye.org

Umschlaggestaltung, Satz und Layout: Gregor Julien Straube, Tübingen, lektorat.straube@web.de

Dieses Werk einschließlich aller seiner Teile ist urheberrechtlich geschützt. Jede Verwertung außerhalb der engen Grenzen des Urheberrechtsgesetzes ist ohne Zustimmung des Verlags unzulässig und strafbar. Insbesondere gilt das für Vervielfältigungen, Übersetzungen und Speicherung und Verbreitung in Datensystemen.

Bildnachweis

Gregor Julien Straube U1, U2, 4, 6, 8, 11-12, 15, 17-18, 21, 23, 25-26, 28-30, 32-40, 42-50, 52, 56, 59-62, 69, 71, 73, U4
Marcella Danner 41, 51, U4
privat 1, 5, 65, 66, 70, U3